同仁眼科
急诊手册

主　编　魏文斌

副主编　王晓贞　王海燕

编委（以姓氏笔画为序）

马建民　王　华　王文莹　王晓贞
王海燕　闫　超　孙阿莉　牟大鹏
李冬梅　李树宁　张熙芳　周　军
周　楠　莫　宾　卿国平　曹绪胜
魏文斌

人民卫生出版社
PEOPLE'S MEDICAL PUBLISHING HOUSE

图书在版编目（CIP）数据

同仁眼科急诊手册 / 魏文斌主编 . —北京：人民
卫生出版社，2019
（同仁眼科手册系列）
ISBN 978-7-117-28724-1

Ⅰ. ①同… Ⅱ. ①魏… Ⅲ. ①眼病 – 急性病 – 诊疗 –
手册 Ⅳ. ①R770.597-62

中国版本图书馆 CIP 数据核字（2019）第 152704 号

| 人卫智网 | www.ipmph.com | 医学教育、学术、考试、健康，购书智慧智能综合服务平台 |
| 人卫官网 | www.pmph.com | 人卫官方资讯发布平台 |

同仁眼科手册系列
同仁眼科急诊手册

主　　编：魏文斌
出版发行：人民卫生出版社（中继线 010-59780011）
地　　址：北京市朝阳区潘家园南里 19 号
邮　　编：100021
E - mail：pmph @ pmph.com
购书热线：010-59787592　010-59787584　010-65264830
印　　刷：中农印务有限公司
经　　销：新华书店
开　　本：787 × 1092　1/32　印张：9
字　　数：235 千字
版　　次：2019 年 8 月第 1 版　2023 年 11 月第 1 版第 2 次印刷
标准书号：ISBN 978-7-117-28724-1
定　　价：69.00 元

打击盗版举报电话：010-59787491　E-mail：WQ @ pmph.com
（凡属印装质量问题请与本社市场营销中心联系退换）

同仁眼科手册系列丛书自初版至今,已有五年余,受到了眼科同行的广泛关注。

北京同仁医院眼科从成立至今已经有130多年的历史,是国内最有影响力的眼科之一,为国家级重点学科,首批入选国家临床重点专科。每日接诊患者3千至4千余人次,近五年年门诊量均达到90万人次以上,年手术量接近或达到7万台次。患者众多,疾病复杂多样,多年来形成了具有同仁特色的一套临床统一的诊疗规范和指南,由此同仁眼科手册系列丛书便应运而生。

同仁眼科手册系列丛书的编写旨在为临床工作提供相对统一的诊疗常规,为眼科相关检查给出准确的操作规范,以提高医疗质量及保障医疗安全。

同仁眼科手册系列丛书内容包括眼科各三级学科疾病诊疗指南、基本检查的操作方法、重要辅助检查技术规范及结果判读、常见手术要点指导等多个方面,内容丰富,涉及范围广,基本覆盖了临床眼科医生的大部分工作内容。每一本手册的编写,都由其专科团队以及相关专业内有丰富经验的一线临床工作者执笔,由一批知名专家审校,更加侧重临床实际应用,专业性高,实用性及可操作性强。同时,不同手册根据各专业的特点,内容撰写方式也各具特色,文字或图像不同程度的作为重点突出,简明扼要，易学好记。

同仁眼科手册系列丛书自出版以来，受到了广大临床眼科医生的喜爱。无论是初入临床实习的医学生，还是已经工作在岗的临床医生，在日常临床工作中，均可以借鉴手册内容来学习和巩固，提高诊疗及操作水平。

目前已出版的同仁眼科手册包括：《同仁眼科诊疗指南》《同仁玻璃体视网膜手术手册》(第2版)《同仁荧光素眼底血管造影手册》《同仁间接检眼镜临床应用手册》《同仁眼底激光治疗手册》《同仁日间手术手册》《同仁儿童眼病手册》。本次出版的有《同仁眼科急诊手册》《同仁眼外伤手册》。当然，同仁眼科还在致力于更多专业手册系列丛书的筹备编写，请拭目以待。

在此对参与本手册系列丛书撰写的所有同仁以及人民卫生出版社致以诚挚的感谢和敬意！也恳请读者对本手册提出宝贵意见。

魏文斌

2018年3月

　　培养科学、严谨的疾病分析诊断能力,制定有章可循的医疗规范,是提高医疗、教学水平的关键。《同仁眼科急诊手册》正是为了实现此目的而编写的专科诊疗手册。

　　眼科急诊是每一位眼科临床医生所必须面临的工作,对眼科急诊的正确处理,准确把握治疗时机,不仅关系到眼部病情的预后,最大限度地挽救患者的视功能;更体现出眼科医生的临床处理能力,考验医生的诊疗思维和综合素质。编写本书,是基于临床实际诊疗需求和眼科医生培养的双重需要,力求实用。

　　北京同仁医院眼科已有133年的历史,它经过一个多世纪的发展、积淀,已成为我国重要的眼科中心之一,对门诊及急诊眼病的诊断和处理,均已形成了具有同仁特色并兼具普遍意义的诊疗常规和医疗典范。

　　进入20世纪以来,科学技术有了突飞猛进的发展,无论是基础理论还是应用技术都发生了划时代的进步。北京同仁医院眼科根据自己经验的积累,并汲取国内外有关最新资料,编纂而成具有同仁特色的眼科急诊手册,它将为眼科医生,尤其是青年眼科医生及进修医生在实际工作中提供重要的参考,以使其熟悉和掌握同仁眼科对眼病诊治处理的常规方案。希望本书能为全国眼科同道及非眼科专业医生解决眼病问题提供有价值的参考。

　　同仁医院眼科自20世纪50年代起,曾多次编撰并出版自己的眼病治疗常规,在规范眼病诊治及指导青年医生的学习成长中发挥过相当重要的作用。近二十年来,随着眼科诊断新技术、治疗新方法的发展及层出不穷的现代化新技术、新药物的应用,眼科临床医疗面貌已迥异于前,眼科医生要不断学习提高,才能全面掌握或熟悉诸多眼科分支领域的专业知识。本手册对眼病的现代认识、诊断新技术、治疗处理新方法均有简明概括的叙述,将会有裨益于眼科医师的临床实际工作。

祝愿每一位热爱眼科工作的医生工作顺利。

魏文斌

2019年6月

目 录

第一章 绪 论

急诊救治是眼科医生经常面对的一个问题。相较于全身其他组织器官，眼球作为直接暴露在体表的视觉器官，球壁薄、结构精细，受到瞬间的外力作用即可出现难以挽回的严重后果。患者眼部受伤黏合出现不适、刺激症状或不同程度的视力下降，甚至失明，许多病情严重的患者在急诊紧急求助。

眼科急诊与急诊医学所涉及的范围相同，包括灾害事故造成的创伤、各种突发急症和危重疾病的抢救治疗。患者可以合并多个系统和器官的疾病，甚至可有成批患者同时就诊，要求医生具备快速反应能力，必须在较短的时间内作出正确判断。因此，医生不但要具备高超的专业技术，扎实的理论基础，丰富的临床经验，还要具备广泛的知识体系，严谨的临床思维方法，科学的逻辑思维方式。知识面不能仅局限于眼科专科知识，还要有广博的知识和理论基础。

常规急诊医疗程序包括询问病史、查体、诊断、治疗及记录。抢救急危重症患者时，应以抢救患者生命为前提，坚持先抢救后常规治疗的原则。

正确处理眼科急诊，准确把握治疗时机，直接关系到眼部的预后情况。初诊时应详细掌握第一手资料，注意从以下几方面检查：

一、采集病史

详细询问疾病的时间、发展情况。

二、临床检查

1. 视力　应检查双眼视力。

2. 眼压　可采用眼压计测量。外伤较重者可指测眼压。

3. 眼睑检查　注意眼睑外观、位置及运动度。

4. 裂隙灯检查　由前向后检查结膜、角膜、前房、虹膜与瞳孔、晶状体。

5. 玻璃体和视网膜检查　利用直接检眼镜、双目间接检眼镜或 90D 的前置镜检查玻璃体是否有积血、机化物及异物；视盘颜色、边界，是否有水肿，有无出血，杯盘比（C/D）是否增大；视网膜是否存在出血、脱离等改变。

6. 眼球运动和眼眶检查　是否存在复视和眼球运动障碍，有无眼球内陷或突出、偏移、眶缘有无缺损等。

三、影像学检查

1. X 线片检查　随着 CT 及 MRI 的发展，X 线片已不作为诊断眼部疾病的首选。但在基层医院不具备条件时，拍摄 X 线片对诊断眼部金属异物对临床诊断治疗还是有帮助的。

2. CT 及 MRI 检查　目前 CT 检查已作为急诊眼球穿孔伤、怀疑眼内、眶内存有异物或眼球运动障碍以及眼球是否破裂的首选检查项目，由于其具有极高的分辨率，对眼内各种异物检出率明显高于 X 线检查，特别是对眼球壁边界异物定位准确清晰；CT 检查更是诊断眶壁骨折及骨折与眼外肌关系的主要方法；怀疑后巩膜破裂伤也可以通过 CT 观察眼环是否完整等。

MRI 可清楚显示眼内和眶内软组织结构及病变，但磁共振成像会使铁质磁性异物移位导致眼内组织损伤，因此，怀疑磁性异物是 MRI 检查的禁忌。

3. 超声检查　B 超、超声生物显微镜（UBM）、彩色多普勒超声（CDI）等辅助检查，可协助了解玻璃体积血和机化程度及晶状体脱位情况；眼内异物位置和大小形状；视网膜脉络膜脱离情况；除外后巩膜破裂伤或眼球萎缩。眼外伤患者需注意要在眼部伤口处理后 1 周左右酌情进行。

眼科急诊处理除常规接诊治疗外，还需特别注意：首诊负责制；对传染病患者或疑似传染病患者应到隔离室就诊;因交通事故、吸毒、自杀等涉及法律问题者,立即通知有关单位或部门,请求组织人员抢救及会诊,以保证患者得到及时抢救;危重患者转出时需要医护人员护送,并将抢救处理经过与接班人员交班并签字。成批急诊就诊及需多专科合作抢救的患者,应通知上级部门,协助调配医护人员参加抢救。复合伤患者涉及两个专科以上的,应专家会诊,由病情最严重科室首先负责处理,其他科室密切配合。

眼科急诊患者的诊治不但需要医生具有专业医学知识,还需要眼科医生更大的耐心和细心,需要医生与患者进行更多的沟通和交流,需要更多的人文关怀。因此对急诊眼科医生的培养,应该是全方位的。

第二章

眼部症状和体征

第一节　症状

一、视力下降

（一）一过性视力丧失

视力丧失在 24 小时内恢复正常，常在 1 小时内恢复。常见情况：

（1）视盘水肿，双侧症状。

（2）体位性低血压，双侧症状。

（3）一过性脑缺血发作，单侧症状；椎基底动脉供血不足，双侧症状多见。

（4）偏头痛（伴或不伴随后头痛发作）。

不常见情况：缺血性视神经病变（ION）、眼缺血综合征、青光眼、中枢神经系统疾病。

（二）视力丧失 2 小时以上

1. 无痛性视力下降　视网膜中央动脉阻塞（CRAO），视网膜中央静脉阻塞（CRVO），玻璃体积血（VH），视网膜脱离（RD），视神经炎。

2. 伴有头痛　急性闭角型青光眼，视神经炎，圆锥角膜，眼外伤（眼睑水肿、角膜水肿、眼球破裂、外伤性白内障、玻璃体积血、RD、外伤性视神经病变等）。

3. 其他　癔症、伪盲。

二、视物变形

视物变大、变小或弯曲，主要发生于视网膜疾病：

1. 黄斑病变　年龄相关性黄斑变性（AMD）、中心性渗出性脉络膜视网膜病变、中心性浆液性脉络膜视网膜病变（CSC）、高度近视黄斑病变、黄斑前膜等。

2. 视网膜脱离。

3. 角膜不规则散光。

三、眼前黑影

1. 活动性黑影　玻璃体液化、后脱离、玻璃体积血、葡萄膜炎等。

2. 固定性黑影　黄斑病变、视网膜出血、视网膜脱离（RD）、角膜斑翳、白内障等。

四、闪光感

1. 玻璃体后脱离、视网膜脱离、脉络膜视网膜炎。

2. 玻璃体纤维条索牵拉。

3. 眼内正常组织或异物,如脱位到玻璃体内的晶状体或人工晶状体等。

五、视野缺损

1. 主觉视野缺损

（1）中心性:黄斑病变,如黄斑裂孔（MH）、黄斑裂孔继发视网膜脱离（MH+RD）、年龄相关性黄斑变性。

（2）向心性:青光眼、视神经萎缩、视网膜色素变性（RP）。

（3）向某一方向:RD,与脱离部位相对方向的视野缺损。

2. 不能自觉的视野缺损。

六、眼红

1. 眼睑　眼睑皮肤炎症:睑缘炎、睑腺炎（麦粒肿）、睑板腺囊肿（霰粒肿）、眼睑闭合不全、睑内翻及睑外翻、倒睫。

2. 结膜

（1）结膜充血:结膜炎症（细菌、病毒、过敏、化学性、药物毒性)。

(2) 睫状充血:角膜炎、虹膜睫状体炎、巩膜炎。

(3) 结膜下出血:结膜肿物、Stevens-Johnson 综合征。

3. 角膜　角膜炎症(细菌、病毒、真菌、药物毒性、外伤)、溃疡、角膜异物,神经营养性角膜病变,化学灼伤等。

4. 其他　急性闭角型青光眼发作、颈动脉海绵窦瘘(carotid cavernous fistula,CCF)、外伤、药物作用(如前列腺素衍生物)。

七、眼痛

1. 眼球痛

(1) 轻 - 中度:干眼、眼疲劳、结膜炎、浅层巩膜炎、角膜异物、点状角膜炎、眼表药物的毒性作用。

(2) 中 - 重度:急性闭角型青光眼、眼外伤、角膜划伤、角膜上皮剥脱、角膜溃疡、角膜化学伤、点光性眼炎、前葡萄膜炎、巩膜炎、眼内炎。

2. 眼球后痛　球后视神经炎、眶内肿瘤、蝶窦炎。

3. 眼眶痛　眼外伤、眶壁骨折、眶蜂窝织炎、急性泪腺炎、鼻窦炎、视神经炎、偏头痛。

4. 眶周痛　外伤,眶隔前蜂窝织炎,泪囊炎,皮炎(带状疱疹、接触性皮炎),三叉神经痛。

八、流泪

1. 泪液分泌过多

(1) 反射性泪液分泌过多:角膜炎、角膜溃疡、角膜损伤、结膜炎、倒睫,角膜异物,眼睑闭合不全等。

(2) 原发性泪液分泌过多:少见,直接泪腺刺激、使用强效的拟副交感神经药物后。

(3) 儿童流泪:鼻泪管阻塞,先天性青光眼,眼睑闭合不全。

2. 泪液排出受阻　溢泪,泪道阻塞,常见病因有:

(1) 眼睑位置异常:睑外翻,泪点异常。

(2) 泪点:位置异常,闭塞,泪点新生物。

(3) 泪管:炎症致泪小管狭窄、闭锁、阻塞,外伤性泪小管断裂。

(4) 泪囊:泪囊炎症、肿瘤、囊肿。

(5) 鼻泪管:先天性鼻泪管下端瓣膜阻塞,鼻泪管狭窄,阻塞所致的慢性泪囊炎。

九、眼痒

1. 过敏性结膜炎,病毒性结膜炎,春季结膜炎,巨乳头结膜炎。

2. 过敏性睑皮炎。

3. 角膜接触镜相关眼病。

4. 睑缘炎,干眼。

十、异物感

1. 角膜病变　角膜炎、角膜上皮损伤、角膜异物、电光性眼炎等。

2. 结膜病变　结膜炎、结膜异物等。

3. 眼睑病变　睑内翻、倒睫、睑缘炎。

4. 干眼。

十一、畏光

1. 炎症性　结膜炎、角膜炎、虹膜睫状体炎、电光性眼炎、眼内炎、全眼球炎等。

2. 非炎症性　药物性或外伤性瞳孔散大、无虹膜、视疲劳、色盲、RP。

十二、分泌物

1. 脓性分泌物　大量脓性分泌物见于急性细菌性感染,少量脓性分泌物见于病毒、葡萄球菌链球菌、包涵体感染。

2. 浆液性或黏液-纤维蛋白性分泌物　见于病毒感染和过敏性病变。

十三、复视

1. 单眼复视　即使遮盖未受累眼,复视仍然存在。

（1）屈光不正：近视、散光。

（2）晶状体半脱位。

（3）初发期白内障，斜视矫正术后（原有异常视网膜对应）。

（4）虹膜根部离断，多瞳。

（5）视网膜脱离，精神因素。

2. 双眼复视 双眼注视为两个影像，遮盖一眼后复视消失。

（1）水平复视：集合麻痹、急性共同性内斜视、核间麻痹。

（2）垂直复视：直肌、斜肌麻痹，眶壁骨折，肌肉嵌顿；Graves 病（眼球运动障碍，融合障碍）。

第二节 体征

一、眼睑

1. 眼睑水肿

（1）局部因素：睑腺炎、睑板腺囊肿、睑缘炎、过敏性睑皮炎（接触性、日晒、虫咬）、眶蜂窝织炎、泪腺炎、眼内炎、眶脂肪脱垂、眼睑外伤、血管神经性水肿等。

（2）全身因素：肾性水肿、心力衰竭、营养不良等。

2. 眼睑充血 常见于睑缘炎、睑腺炎、睑板腺囊肿、过敏性睑皮炎、眶蜂窝织炎、泪腺炎、眼内炎、眶脂肪脱垂、眼睑外伤等。

3. 眼睑内翻

（1）老年性眼睑内翻：眶脂肪萎缩、眼轮匝肌收缩。

（2）瘢痕性眼睑内翻：沙眼、外伤。

（3）先天性睑内翻：可合并内眦赘皮、上睑下垂或眼部其他病变。

（4）痉挛性睑内翻：眼部炎症刺激，老年人。

4. 眼睑外翻

（1）老年性眼睑外翻：皮肤及眼轮匝肌松弛。

（2）瘢痕性眼睑外翻：创伤、烧伤、化学伤，眼睑溃疡，眼睑手术致皮肤瘢痕。

(3) 麻痹性眼睑外翻:面神经麻痹。

5. 上睑下垂

(1) 先天性上睑下垂:单纯先天性上睑下垂、小睑裂综合征、眼外肌纤维化综合征、下颌瞬目综合征。

(2) 后天性上睑下垂:动眼神经麻痹、重症肌无力、Horner 综合征、慢性进行性眼外肌麻痹、老年性上睑下垂、眼睑外伤损伤提上睑肌、肉毒毒素注射后一过性上睑下垂。

(3) 假性上睑下垂:眼睑皮肤松弛、眶壁骨折眼球内陷,小眼球,眼睑水肿,眼睑退缩,眼球后退综合征,眼睑痉挛等。

6. 眼睑痉挛

(1) 原发性眼睑痉挛、半侧面肌痉挛,Meige 综合征。

(2) 症状性:结膜炎、角膜炎、角结膜异物、睑内翻、倒睫、虹膜睫状体炎、视疲劳、白化病(过敏性)等继发。

7. 眼睑闭合不全:眼睑外翻、缺损,面神经麻痹,上睑退缩,眼球突出。

8. 睑球粘连

(1) 化学伤、烧伤。

(2) Stevens-Johnson 综合征。

(3) 眼瘢痕性类天疱疮。

(4) 多形性红斑。

(5) 遗传过敏性角结膜炎。

二、泪器

1. 泪囊区红肿　泪囊炎、泪囊囊肿继发感染,新生儿泪囊炎。

2. 泪腺肿大　泪腺炎、泪腺脱垂、泪腺肿瘤、Mikulicz综合征等。

3. 泪囊区肿物　泪囊囊肿、泪囊肿瘤等。

三、结膜

1. 充血

(1) 结膜充血:浅层病变所致,常见于眼睑、结膜的炎症、异物、干眼、沙眼、理化因素刺激等。

（2）睫状充血：深层病变所致，常见于角膜炎、巩膜炎、眼球筋膜炎、虹膜睫状体炎、青光眼、眼外伤等。

（3）混合充血：结膜充血和睫状充血同时存在。常见于严重的角膜炎、眼内炎、全眼球炎、青光眼急性发作、眼外伤等。

2. 乳头和滤泡　见于各种急性、慢性结膜炎、沙眼、结膜滤泡症等。

3. 膜和假膜　假膜易擦除，不伴有出血。见于各种细菌如肺炎球菌、淋病奈瑟菌、白喉杆菌、葡萄球菌、铜绿假单胞菌等，各种病毒如腺病毒、单纯疱疹病毒等，以及各种真菌感染等。

4. 结膜下出血　可见于外伤、炎症、动脉硬化、出血性疾病等。

5. 结膜斑块　可见于睑裂斑、翼状胬肉等。

6. 结膜肿物　常见于结膜皮样囊肿、皮脂瘤、血管瘤、乳头状瘤、MALT 淋巴瘤、黑色素瘤、肉芽肿、上皮植入性囊肿等。

四、角膜

1. 水肿　急性闭角型青光眼及其他原因所致的急性眼压升高，各种类型角膜炎，眼内炎，Fuchs 角膜内皮营养不良、ICE 综合征，圆锥角膜急性水肿，各种内眼手术后角膜内皮功能受损、角膜植片排斥等。

2. 溃疡　细菌性、病毒性、真菌性、棘阿米巴角膜炎。

3. 新生血管（角膜血管翳）

（1）浅层：沙眼、角膜浅层病变后。

（2）深层：深层角膜溃疡愈合后、角膜移植术后、束状角膜炎、角膜裂伤修复后等。

4. 瘢翳　各种角膜炎症、角膜外伤等愈合后，沙眼。

5. 变性　角膜老年环、角膜带状变性、角膜血染等。

6. 营养不良　结节状、格子状等不同类型的角膜基质营养不良。

7. 角膜后沉着物（kratic precipitate，KP）　细小灰白样

的角膜后沉着物见于非肉芽肿性葡萄膜炎;较大的羊脂状角膜后沉着物可见于肉芽肿性葡萄膜炎;色素性的角膜后沉着物可见于慢性、陈旧性炎症。

8. 肿瘤　多在角膜缘部,如皮样囊肿、乳头状瘤、皮脂瘤、角膜上皮瘤、鳞状细胞癌等。

五、巩膜

1. 充血　见于各种类型的巩膜炎(浅层、深层、结节性、坏死性),眼球筋膜炎,常伴有巩膜压痛。

2. 隆起、扩张　巩膜葡萄肿、结节性巩膜炎等。

3. 血管扩张　常见于颈动脉海绵窦瘘、海绵窦栓塞、眼及眶静脉回流受阻、Graves 眼病、眶内肿瘤等。

4. 色素　常见于巩膜黑变病、太田痣、巩膜炎后薄变等。

六、前房

1. 深浅

(1) 深前房:近视、晶状体脱位或半脱位、后巩膜破裂等。

(2) 浅前房:

1) 伴眼压升高:闭角型青光眼、恶性青光眼、脉络膜上腔出血、白内障膨胀期,晶状体半脱位,眼内占位性病变。

2) 伴眼压低:青光眼滤过术后,内眼术后伤口漏,脉络膜脱离,钝伤后睫状体脱离。

2. 积脓　感染性角膜溃疡、严重的葡萄膜炎、眼内炎、外伤后眼内异物、眼内肿瘤坏死[如视网膜母细胞瘤(RB)等],内眼术后感染等。

3. 出血　外伤后、内眼手术后、房角或虹膜新生血管、眼内肿瘤、糖尿病等。

七、虹膜

1. 肿物　肉芽肿性结节、囊肿、异物、神经纤维瘤病、色素痣、黑色素瘤、虹膜色素上皮癌等。

2. 异色

(1) 浅:虹膜阶段性萎缩、Fuchs 异色性虹膜睫状体炎。

(2) 深:色素痣、眼黑变病、铁锈沉着症、色素性青光眼等。

3. 新生血管(虹膜红变)　糖尿病视网膜病变、视网膜中央或分支静脉阻塞、眼缺血综合征、慢性葡萄膜炎、眼内肿瘤、陈旧性视网膜脱离、RB、绝对期青光眼等。

4. 震颤　晶状体脱位或半脱位、无晶状体眼、白内障过熟期、水眼等。

八、瞳孔

1. 大小

(1) 大瞳孔(>5mm):

1) 病理性:Adie 综合征(单侧)、虹膜病变如虹膜萎缩、虹膜括约肌损伤、虹膜缺如。

2) 药物性:阿托品、肾上腺素、巴比妥类药物等。

3) 麻痹性:如动眼神经麻痹、中脑损害、四叠体区肿瘤等。

(2) 小瞳孔(<2mm):

1) 病理性:虹膜睫状体炎;Horner 综合征、脑桥损害、丛集性头痛等。

2) 药物性:拟胆碱药物如毛果芸香碱、毒扁豆碱等。

2. 形态异常　可见于先天性无虹膜、先天性虹膜缺损、虹膜根部离断、虹膜节段性萎缩、Axenfeld-Rieger 综合征、青光眼、粘连性角膜白斑、虹膜囊肿、虹膜肿瘤等。

3. 颜色　白瞳症可见于视网膜母细胞瘤、永存原始玻璃体增生症、先天性白内障、早产儿视网膜病变、FEVR、眼弓蛔虫病、Coats 病、脉络膜缺损等。

4. 相对性传入性瞳孔障碍(RAPD)　视神经炎、缺血性视神经病变、肿瘤、视网膜中央动脉阻塞(CRAO)、视网膜中央静脉阻塞(CRVO);玻璃体积血(VH)、AMD、RD;青光眼、视交叉/视束病变都可引起相对性传入性瞳孔障碍。

九、晶状体

1. 混浊

(1) 前囊下:钝挫伤后。

(2) 皮质及核:老年性白内障,先天性白内障,外伤性等。

(3) 后囊下:并发性多见,如葡萄膜炎、糖尿病、青光眼等。

2. 球形晶状体　见于 Marfan 综合征、同型胱氨酸尿症、Lowe 综合征(眼、脑、肾综合征)等。

3. 圆锥形晶状体　见于 Alport 综合征或特发性。

4. 晶状体脱位　可见于 Marfan 综合征、同型胱氨酸尿症、Marchesani 综合征(球形晶状体 - 短矮畸形综合征)、外伤性等。

5. 小晶状体　见于先天性。

6. 缺损　见于先天性。

十、玻璃体

1. 玻璃体混浊　见于玻璃体变性、玻璃体积血、葡萄膜炎、眼内炎、眼内淋巴瘤、玻璃淀粉样变性、视网膜脱离等。

2. 玻璃体机化　见于玻璃体积血后、视网膜脱离、眼穿通伤、异物伤等。

3. 玻璃体闪辉结晶　见于星状玻璃体变性、眼胆固醇沉着症(闪辉性玻璃体液化)等。

十一、视网膜

1. 出血　视网膜静脉阻塞(RVO),高血压视网膜病变,肾病性视网膜病变,妊娠期高血压疾病,血液病,视网膜血管炎,糖尿病视网膜病变,眼外伤,感染性脉络膜视网膜炎(可继发于亚急性细菌性心内膜炎),Roth 斑(中心为白色的出血、见于白血病),恶性贫血,坏血病,结缔组织病。

2. 水肿　可见于视网膜静脉栓塞、视网膜动脉栓塞、外伤后视网膜震荡、视网膜炎症等。

3. 渗出

（1）硬性渗出：糖尿病视网膜病变、高血压视网膜病变、肾炎、Coats 病、陈旧性视网膜出血、视网膜炎、脉络膜炎等。

（2）软性渗出（棉绒斑）：RVO、视网膜动脉阻塞（RAO）、糖尿病视网膜病变、高血压视网膜病变、肾炎、艾滋病（AIDS）视网膜病变、视网膜感染性炎症、挤压伤所致视网膜病变（Purtscher 视网膜病变）、白血病、淋巴瘤等。

4. 脱离

（1）孔源性视网膜脱离。

（2）渗出性视网膜脱离：葡萄膜炎、CSC、肾病和妊娠期高血压疾病、白血病、眼内占位性病变（视网膜/脉络膜血管瘤、RB、脉络膜黑色素瘤）、眼寄生虫病（如猪囊尾蚴）、Coats 病、葡萄膜渗漏综合征等。

（3）牵拉性视网膜脱离：视网膜增生性病变、玻璃体积血、机化、眼外伤及手术后等。

5. 视网膜血管改变

（1）视网膜动脉狭窄：动脉硬化、粥样硬化、高血压、肾炎、妊娠期高血压疾病等。

（2）视网膜静脉扩张：视网膜静脉阻塞、视网膜血管瘤、原发或继发性红细胞增多症等。

（3）新生血管：糖尿病视网膜病变、视网膜静脉栓塞后、视网膜静脉周围炎、早产儿视网膜病变、慢性葡萄膜炎等。

（4）血管瘤：糖尿病、视网膜血管瘤等。

（5）视网膜静脉白鞘：视网膜静脉周围炎，白塞病，周边部葡萄膜炎，病毒性视网膜炎（艾滋病毒、疱疹病毒），真菌性视网膜炎，结核，梅毒，类肉瘤病，镰状红细胞性视网膜病变，败血症，菌血症等。

6. 视网膜色素　可见于视网膜色素变性，脉络膜视网膜炎，激光术后，中毒（氯喹、吩噻嗪衍化物），外伤，视网膜脱离自发复位后（如妊娠期高血压疾病、原田病），病毒感染（风疹），维生素 A 缺乏等。

7. 视网膜增生膜　增生性糖尿病视网膜病变(PDR)、RVO、视网膜静脉周围炎、VH、眼外伤、球内异物、永存原始玻璃体纤维(PHPV)、早产儿视网膜病变(ROP)等。

十二、黄斑

1. 出血　可见于年龄相关性黄斑病变、PCV、中心性渗出性脉络膜视网膜病变、高度近视视网膜病变、外伤等。

2. 裂孔　可见于外伤性、牵拉性、特发性黄斑裂孔。

3. 水肿　可见于糖尿病视网膜病变、慢性葡萄膜炎、视网膜脱离、内眼手术后等。

4. 樱桃红斑　可见于视网膜中央动脉阻塞,神经节苷脂贮积症(Tay-Sachs 病、家族性黑矇性痴呆),类脂组织细胞增多病(Niemann-Pick 病)等。

5. 黄斑部泡状或盘状隆起　中心性浆液性脉络膜视网膜病变、色素上皮脱离、年龄相关性黄斑变性等。

十三、视神经

1. 水肿
(1) 眼内病变:可见于视神经炎、视网膜中央静脉阻塞、视盘血管炎、缺血性视神经病变、低眼压等。
(2) 眶内病变:炎症、出血、肿瘤、外伤等。
(3) 颅内压增高:脑出血、脑水肿、脑膜炎、颅内肿瘤等。

2. 充血　可见于视盘炎、视盘血管炎、高度远视视盘等。

3. 萎缩
(1) 常见原因:青光眼、RVO 或 RAO 后、缺血性视神经病变、视神经炎晚期、长期视盘水肿、肿瘤压迫(颅内或眶内)、视网膜色素变性(RP)、视神经挫伤、视神经管骨折等。
(2) 其他:中毒或代谢性视神经病变、Leber 先天性黑矇、Tay-Sachs 病、梅毒、放射性视神经病变、脑水肿、其他先天性或遗传性视神经萎缩、脑炎或脑膜炎、多发性硬化等。

十四、眼眶

1. **浅眼眶** 颅面颌骨发育不全,头颅狭小,无眼球或小眼球,眶骨肥大、尖头并指(趾)畸形(Alpert 综合征)。

2. **窄眶距** 尖头并指(趾)畸形、眼齿指(趾)发育异常、Goldenhars 综合征。

3. **宽眶距** 脊膜脑膜突出(Chiari 畸形)、脑积水、脑巨大畸形等。

假性宽眶距:扁鼻梁、内眦赘皮、外斜视、小睑裂、内眦间距过宽等。

4. **眼球突出**

(1) 炎症:眶蜂窝织炎、眶骨骨膜炎、全眼球炎、急性鼻窦炎、眼眶炎性假瘤、眶尖综合征、眶上裂综合征、Graves 病。

(2) 外伤:眶内出血、眼眶挫伤、挤压综合征。

(3) 肿瘤:眼眶肿瘤、眶内异物、绿色瘤、嗜酸粒细胞肉芽肿等。

(4) 血管性:淋巴管瘤、CCF 等。

(5) 神经麻痹性:第Ⅲ,Ⅶ,Ⅷ对脑神经麻痹所致的眼外肌麻痹,Foix 综合征(海绵窦综合征)、神经纤维瘤病等。

(6) 先天异常:脑积水、眼眶脑膜膨出、颅面骨成骨不全、尖头并指(趾)畸形。

5. **眼球内陷** 小眼球、眼球萎缩、老年性、眶壁骨折、眶脂肪萎缩(挫伤后或球后出血后)。

6. **眼眶杂音** CCF、动静脉瘘、颈动脉狭窄。

十五、眼外肌

1. **外斜视** 可见于共同性外斜视、外隐斜、外展过强、集合不足、动眼神经麻痹等。

假性外斜视:宽瞳距、正 kappa 角、黄斑移位(ROP)、异位注视点。

2. **内斜视** 可见于共同性内斜视、内隐斜、集合过强、分开不足、展神经麻痹等。

假性内斜视:内眦赘皮、内眦间距远、瞳距窄、负 kappa 角。

3. 上斜视 上隐斜、麻痹性和非麻痹性上斜视、分离性垂直偏斜(DVD)、眶底骨折、Graves 眼病、垂直注视麻痹等。

假性上斜视:单侧上睑下垂、单侧下睑退缩、面部不对称。

4. 内转时上转过强 可见于原发性下斜肌功能亢进、上斜肌麻痹等。

5. 内转时下转过强 可见于上斜肌功能亢进等。

6. 内转时上转受限 可见于 Brown 上斜肌腱鞘综合征(原发或继发)、上斜肌附着异常等。

7. 向某一方向转动时眼球后退 可见于 Duane 眼球后退综合征、转动方向对侧的眼外肌纤维化等。

8. 眼球转动受限

(1) 被动牵拉试验阴性:单独的第Ⅲ、Ⅵ、Ⅷ脑神经麻痹,多发性眼运动神经麻痹(海绵窦/眶上裂综合征),重症肌无力,慢性进行性眼外肌麻痹,眼肌麻痹性偏头痛,眼外肌离断(手术或外伤)。

(2) 被动牵拉试验阳性:眶壁骨折伴眼外肌嵌顿、Graves 病、眼外肌纤维化综合征、固定性斜视、Duane 眼球后退综合征。

(3) 伴眼球突出:见眼眶疾病。

十六、眼球震颤

1. 眼部病变 可见于先天性白内障、无虹膜、高度屈光不正、白化病、全色盲、眼球震颤阻滞综合征等。

2. 全身性病变 可见于小脑病变、延髓病变、Wernicke 病、脑炎、基底动脉供血不足、糖尿病、多发性硬化、前庭病变、酒精中毒等。

十七、眼压

1. 高眼压 可见于各种类型的原发性和继发性青光眼,脉络膜上腔出血,球后压力升高(炎症、肿瘤、出血)。

2. 低眼压 伤口或手术切口漏、睫状体脉络膜脱离、视网膜脱离、睫状体休克、眼内炎、眼球萎缩、眼前段坏死、眼球破裂等。

第三章

眼 睑 疾 病

第一节 睑腺炎及睑板腺囊肿

睑腺炎（麦粒肿）为常见的眼睑化脓性炎症。发生在睑板腺，称为内睑腺炎（内麦粒肿）；发生在 Zeis 腺、睫毛毛囊或其附属腺体 Moll 腺的炎症，称为外睑腺炎（外麦粒肿）。

睑板腺囊肿（霰粒肿）因睑板腺出口阻塞，并对其周围组织慢性刺激所产生的炎性肉芽组织。

【症状及体征】

1. 睑腺炎（麦粒肿）

（1）内睑腺炎：眼睑皮肤红肿、疼痛，可触及皮下组织局限性硬结，触痛明显；睑结膜面局限性充血，2~3 日后可形成黄色脓点，可破溃。

（2）外睑腺炎：炎症反应主要集中于睑缘部位睫毛根部，睑缘处可触及隆起结节，有压痛，患侧耳前腺体常肿大并有触痛。入病变近外眦部，可引起颞侧球结膜反应性水肿（图 3-1-1）。

2. 睑板腺囊肿（霰粒肿） 上睑多见，可单发或有 2~3 个，也可双眼同时发生，眼睑皮下界限清晰隆起的硬结，无触痛，反转上睑后可在局部睑结膜面可见略呈红紫色的病灶（图 3-1-2）。

【其他体征】

麦氏腺开口堵塞，有时可伴发睑缘炎或酒渣鼻。

【鉴别诊断】

1. 眶隔前蜂窝织炎 眼睑红肿、皮温升高，常有眼周皮肤擦伤、裂伤、感染灶存在，患者可有发热。

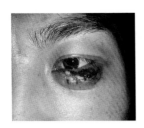

图 3-1-1 外睑腺炎
下眼睑红肿、黄色脓点、破溃

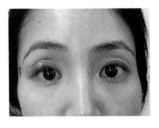

图 3-1-2 睑板腺囊肿
上睑边界清晰的结节

2. 睑板腺癌 中老年患者,反复发生的睑板腺囊肿、上/下睑同时增厚,单侧慢性睑缘炎,或睑板腺囊肿伴有睫毛脱失,病灶表面溃疡形成或呈菜花状,应高度怀疑睑板腺癌的可能。手术切除需常规送病理组织学检查以确诊。

3. 化脓性肉芽肿 又称肉芽组织型血管瘤,与睑板腺囊肿、睑腺炎有关,也可继发于结膜外伤或手术后。病变常呈红色,扁平隆起,表面光滑,基底有蒂与结膜相连。

【治疗】

1. 睑腺炎病变初期局部红肿明显时,可行局部冷敷。

2. 局部滴用抗生素滴眼液或眼膏,如妥布霉素滴眼液(托百士)、氧氟沙星滴眼液等。

3. 病变早期对患侧行耳尖放血治疗 将耳廓纵向折叠,折角耳尖最高处,针刺放血 30 滴。

4. 若有脓肿形成,脓肿尚未破溃或虽然破溃却难以排出脓液时,行脓肿切开排脓,并放置引流条进行引流。内睑腺炎在睑结膜面切开,切口与睑板腺走行方向平行,即与睑缘垂直;外睑腺炎由皮肤面切开,切口应与睑缘平行。脓肿切忌挤压,以免感染沿静脉进入颅内,引起海绵窦血栓、败血症等严重并发症。

5. 经 3~4 周治疗后睑板腺囊肿仍未消失,且患者要求去除者,可行睑板腺囊肿刮除术。

【随访】

对实施睑板腺囊肿或睑腺炎刮除术者,常于术后 1 周复查,或根据需要而定。

第二节 睑缘炎

【症状】

疼痛、烧灼感、异物感、流泪,晨起眼周结痂,也可有眼干。

【体征】

眼睑边缘结痂、变红、增厚或眼睑边缘浓缩的油脂腺分泌物,睫毛有脱落;浅层点状角膜炎,可伴有面部痤疮和酒渣鼻。

【分类】

1. 鳞屑性睑缘炎 为睑缘皮脂腺溢出引起的慢性炎症。睫毛睑缘表面附着鳞屑,睑缘表面黄色蜡样分泌物,睫毛脱离后可再生。

2. 溃疡性睑缘炎 多为金黄色葡萄球菌感染所致。睫毛根部散布小脓疱,去除痂皮后露出小溃疡,睫毛脱落后不能再生。

3. 眦部睑缘炎 为 Morax-Axenfeld 双杆菌感染所致。表现为外眦部睑缘和外眦部皮肤充血、肿胀、糜烂和脱鳞屑,局部伴有结膜炎的表现。

【治疗】

1. 定期清洁,用棉签擦洗睑缘 2 次 /d。

2. 局部应用抗生素滴眼液和眼膏;伴随干眼者,可加用人工泪液。

3. 热敷 10 分钟,2~4 次 /d。

4. 中重度面部皮肤疾病者,可配合皮肤科治疗。

5. 长期感染不愈或有角膜免疫性疾病者,可用糖皮质激素类滴眼液。

注:少见、难治、单侧或不对称的睑缘炎是睑板腺癌的表现之一。

第三节 眼睑过敏性炎症

【症状】

存在致敏物质接触史。起病呈急性、亚急性或慢性表现。眼睑肿胀、刺痒、灼热、流泪等刺激症状,水样分泌物。

【体征】

眼睑肿胀,可出现红斑、丘疹、水疱、渗出,可有轻微水样分泌物,球结膜可水肿,角膜可有点状着色,可以有较多分泌物。

慢性者症状较轻,可反复发作,呈鳞屑样外观,长期不愈,致眼睑皮肤粗糙肥厚。

【治疗】

1. 病因治疗,远离过敏原。

2. 局部用收敛剂,以 3% 硼酸水湿敷;点糖皮质激素滴眼液。无渗液时可涂糖皮质激素眼膏。

3. 糖皮质激素眼膏涂皮肤面。

4. 合并过敏性结膜炎者,可局部应用抗组胺滴眼液和人工泪液,必要时可用 0.03%~0.1% 他克莫司。

5. 必要时,抗组胺药全身应用。

第四节　单纯疱疹病毒性睑皮炎

由 I 型单纯疱疹病毒感染引起。病毒潜伏于体内,上呼吸道感染、紧张、劳累等,病毒趋于活跃引发感染,且容易复发。

【症状】

1. 眼睑皮肤出现簇生的半透明小水疱,周围轻度红肿,主觉瘙痒与灼热感。

2. 疱疹同时可出现于嘴唇及鼻翼皮肤。

【体征】

1. 病变可侵犯上下睑,多发生于下睑皮肤,感染病灶可局限于睑缘,也可累及眶周皮肤,并与三叉神经眶下支分布区域吻合。

2. 开始水疱内为透明黄色液体,数日或 1 周后干瘪结痂,不留瘢痕,但可有轻度色素沉着。

3. 少数可有眼睑糜烂、溃疡,睑缘间存在糜烂区(1~4mm)及如病变近睑缘皮肤溃疡(3~6mm)。

4. 多数可并发滤泡性结膜炎。部分可发展为慢性睑缘炎。

5. 唇部和鼻前庭部可有同样损害,严重者可有耳前淋巴结肿大。

【实验室检查】

1. 病变基底刮片可见多核巨细胞,Giemsa 染色可见嗜酸性病毒包涵体。

2. 水疱渗出液可分离出病毒。

3. 免疫荧光电子显微镜,免疫过氧化物酶染色,放射免疫测定、琼脂凝胶免疫扩散及 DNA 探针等可做特异性检查。

4. 血清学酶联免疫法(ELISA)、补体结合试验、免疫粘连血凝试验,荧光抗体染色等可协助诊断。

5. 血清病毒抗体滴度测定可鉴别原发和复发病例。

【治疗】

1. 局部皮肤涂抗生素眼膏,促使干燥。

2. 角膜病变按单纯疱疹病毒性角膜炎治疗。

3. 全身抗病毒治疗可给予口服阿昔洛韦 0.25g,每天 5 次;儿童 10~15mg/(kg·d),分 5 次口服,疗程 5 天。

第五节 带状疱疹病毒性睑皮炎

水痘 - 带状疱疹病毒感染三叉神经的半月神经节或三叉神经第一支,可引起带状疱疹病毒性睑皮炎。带状疱疹病毒原发感染多见于儿童水痘患者。

【症状】

1. 前驱症状有发热、寒战、倦怠及食欲减退等。

2. 三叉神经分布区剧烈的神经疼痛,皮肤灼热,感觉过敏。

3. 皮肤潮红、肿胀,出现簇生粟粒状丘疹。

【体征】

1. 沿三叉神经的分支出现热性疱疹样小水疱,可有睑缘疱疹,疱疹多为一侧头部、前额及上下睑皮肤,正中线分界鲜明,不越过颜面中线。水疱大小不一,疱液开始透明,后混浊或合并感染形成脓疱。最终干燥形成棕色痂,脱痂后遗留包括真皮层、久不褪色的瘢痕。

2. 可发生双行睫、倒睫、上睑下垂及眼睑畸形。

3. 病变累及浅层角膜，角膜知觉减退。疱疹破溃侵入角膜实质层，终致结瘢影响视力。也可并发虹膜睫状体炎。疱疹消退后可发生巩膜炎、青光眼、眼肌麻痹、视神经萎缩等。

4. 炎症消退后，额部、头部的皮肤知觉减退，要持续数月方可恢复。

【治疗】

1. 局部治疗　干燥，收敛，防止继发感染。

2. 抗病毒滴眼液如阿昔洛韦、更昔洛韦滴眼液滴眼；有感染时给予抗生素滴眼液或眼膏；并发角膜炎、虹膜睫状体炎时按相应治疗原则处理。

3. 水疱干涸、结痂、瘙痒时可用曲咪新乳膏等外涂皮肤。

4. 全身治疗包括休息、避光、给予止痛药及镇静剂。

5. 重症者可口服阿昔洛韦，15~20mg/kg；增强身体抵抗力，如肌内注射维生素 B_1、维生素 B_{12} 或丙种球蛋白，以及恢复期血清或全血等。

第六节　眶隔前蜂窝织炎

【病因】

葡萄球菌、链球菌感染，儿童考虑为流感嗜血杆菌感染，可有撕脱伤、穿孔伤、异物残留，或由鼻窦炎或其他感染病灶蔓延。

【症状】

1. 眼睑有明显的红、肿、热、痛等炎症表现。

2. 眼睑触痛。

3. 畏光、流泪。

4. 可有低热等全身表现。

【体征】

1. 眼睑红肿、发热，有触痛；无眼球运动受限，无运动时眼痛（眶蜂窝织炎有此表现）；可因眼睑高度水肿而不能睁眼（图 3-6-1）。

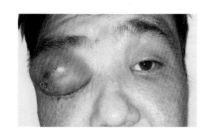

图 3-6-1　眶隔前蜂窝织炎
眼睑高度肿胀,皮肤张力增高

2. 球结膜水肿,眼睑皮肤张力增高、发紧,有波动性淋巴肿。

注:源于嗜血杆菌感染等蜂窝织炎多发生于 5 岁以下小儿,特征为上下睑严重水肿,甚至可波及面颊部,受累区皮肤明显紫红色改变,患儿可有同侧中耳炎、鼻窦炎、白细胞增多或菌血症。

【鉴别诊断】

1. 眶蜂窝织炎　眼球突出,眼球运动时痛,运动受限,结膜水肿,视力下降,发热。

2. 其他眼眶疾病致眼球突出,眼球移位或眼球运动受限(详见眼眶病变及眶内肿瘤)。

3. 睑腺炎　局限性眼睑炎症,可触及肿物,有时可见脓头。

4. 过敏性眼睑水肿　起病突然,眼睑水肿、瘙痒,无触痛,有接触过敏原史或局部用药史。

5. 海绵窦栓塞　眼球突出,眼球运动障碍,眼睑水肿,第Ⅲ,Ⅳ,Ⅵ脑神经支配区不同程度的轻瘫,典型者双侧发病。

6. 其他　丹毒,蚊虫叮咬,外伤,上颌骨骨髓炎等。

【治疗】

1. 全身应用抗生素

(1) 轻度:口服抗生素,持续 10 天。如阿莫西林,儿童年龄大于 5 岁:20~40mg/(kg·d),最大剂量 1g/d,分 3 次口服。成人:500mg/8h,口服。对青霉素过敏者,可用红霉素等药物。

（2）中重度：静脉滴注抗生素。如头孢曲松钠，儿童：100mg/（kg·d），分两次静脉滴注。成人：1~2g/12h，静脉滴注。

症状明显好转后可改为口服用药。全身用药的疗程为10~14天。

2. 热敷，每天3次。

3. 继发结膜炎，局部用抗生素滴眼液。

4. 有外伤史者，可肌内注射破伤风类毒素。

5. 脓肿有明显波动感时，可切开排脓，对分泌物进行微生物学检查，必要时放置引流管。

第四章

泪 器 疾 病

第一节　泪小管炎

泪小管炎在临床上少见,可单独出现泪小管炎,亦可伴有泪囊炎等。是由沙眼衣原体、放线菌、白念珠菌或曲霉菌等感染引起的慢性炎症。也可见于单纯疱疹或带状疱疹病毒感染,根据病因可分为脓性、真菌性、病毒性、沙眼性泪小管炎等。

【症状】

慢性泪小管炎临床表现不明显,易漏诊。急性泪小管炎可有局部充血、肿胀、疼痛、分泌物增多,上睑或下睑鼻侧轻触痛。

【体征】

反复发作的结膜炎,压迫泪囊区,有黏液脓性分泌物或结石从泪小点处溢出。

【鉴别诊断】

1. **急性泪囊炎**　急性发病,常有慢性泪囊炎病史。泪囊区明显红肿、触痛。红肿及疼痛程度较泪小管炎显著,可伴有全身症状。

2. **鼻泪管阻塞**　溢泪明显,泪小管及周围皮肤轻度或没有红肿及触痛表现。

3. **结膜炎**　可有眼红、异物感及多泪表现,查体可见睑结膜乳头及滤泡形成,泪小点无红肿表现,压迫泪囊区无分泌物溢出。

【治疗】

1. 去除阻塞的结石,早期可采用冲洗法,可用抗生素或抗真菌药物冲洗泪小管。

2. 根据致病菌,使用敏感的滴眼液局部治疗。

3. 必要时行泪小管切开,彻底清除泪小管内结石。

第二节　急性泪囊炎

【病因】

1. 鼻泪管阻塞、泪囊憩室、泪小管结石、鼻或鼻窦外伤、手术、泪囊肿瘤。

2. 由毒力较强的金黄色葡萄球菌或 β - 溶血链球菌或白念珠菌等引起,可为慢性泪囊炎的急性发作,少数病例也可直接发生。

【症状】

下睑内侧(泪囊区)红肿疼痛,溢泪、伴有脓性分泌物,发热。可反复发作。

【体征】(图 4-2-1)

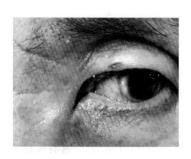

图 4-2-1　急性泪囊炎患者治疗后一周,
泪囊区皮肤红肿、边界不清,压痛存在

泪囊区红、肿、热、痛,可累及眼睑结膜及面颊周围皮肤。按压泪囊区可见黏液或脓性分泌物从同侧泪小点溢出。

泪囊区脓肿数日后可破溃形成瘘(常源于内眦韧带下皮肤),泪囊囊肿或黏液囊肿。极少演变为眶蜂窝织炎。

注:泪囊炎肿胀区内眦韧带下,若内眦韧带上方出现

肿块,应怀疑是否为泪囊肿瘤。

【鉴别诊断】

下列疾病均可致鼻侧眶周炎症。

1. 急性筛窦炎　鼻骨表面疼痛、肿胀,患者前额部头痛,鼻塞,常有发热。

2. 急性额窦炎　累及上睑,前额部触痛,泪囊区无急性炎症表现。

3. 累及内眦部的面部蜂窝织炎　挤压泪囊区无分泌物自泪小点溢出。

【治疗】

1. 全身应用抗生素　轻症者,可口服抗生素。中重度者伴有发热的患者需静脉滴注头孢类抗生素。

2. 局部应用抗生素滴眼液。

3. 泪囊脓肿形成,切开排脓并引流,放置引流条。

4. 急性期,禁忌泪道冲洗和探通,以免引起炎症扩散。急性期缓解后可行泪道探通、泪道义管植入以及鼻腔泪囊吻合术等。

第三节　新生儿泪囊炎

新生儿泪囊炎是由先天性泪道发育障碍所造成的。常由鼻泪管下端的胚胎残膜没有退化,阻塞鼻泪管下端,泪液和细菌潴留在泪囊内,引起继发性感染所致。致病菌多为流感嗜血杆菌,严重者发展迅速,出现急性泪囊炎,易演变成为眶蜂窝织炎。

【症状】

1. 婴儿出生后即可发现患眼溢泪,多为单眼发病。

2. 伴有黏液或脓性分泌物。

【体征】

1. 有的泪囊部有肿块,压迫泪囊区可有黏液或脓性分泌物自泪小点溢出。

2. 泪道阻塞,泪道冲洗有分泌物被冲出。

【鉴别诊断】

淋病奈瑟菌结膜炎:新生儿通过产道感染。生后 2~3

天发病,双眼流泪,大量黄色脓性分泌物。眼睑水肿、结膜充血可并发角膜溃疡及眼内炎。

【治疗】

1. 局部按摩 半岁内患儿可先行局部按摩,手指有规律地由泪囊向下按摩数次,挤出脓液后滴抗生素滴眼液,坚持数周,多能促使鼻泪管开放。

2. 按摩及抗生素滴眼液治疗半年后仍无效,可行泪道探通术。

第四节 急性泪腺炎

泪腺的急性炎症,最常见的病原体为金黄色葡萄球菌或肺炎球菌,也可见于流行性腮腺炎、传染性单核细胞增多症、带状疱疹等病毒感染。

【症状】

常见于儿童及青年,多单眼急性发病。上睑颞上方泪腺区红肿、疼痛,伴有流泪或脓性分泌物。

【体征】

眶颞上方局部肿胀、触痛明显,伴睑部泪腺充血肿大,颞侧球结膜充血、水肿,同侧耳前淋巴结肿大。全身可有发热、白细胞增高等。

【鉴别诊断】

1. 睑腺炎 位于上睑近颞侧的睑腺炎,易与局限性泪腺炎相混淆。睑腺炎可触及上睑皮下结节,明显的限局性触痛。无发热等全身症状,白细胞计数正常。

2. 眶蜂窝织炎 眼球突出,运动障碍,眼睑红肿,球结膜水肿明显。

3. 急性结膜炎 多为双眼,上下睑结膜可见乳头滤泡形成,睑结膜充血,异物感明显,有黏稠的分泌物。

4. 眼眶炎性假瘤 眼球突出,向下移位,运动受限。无发热,白细胞计数正常,但嗜酸粒细胞计数升高。对抗生素治疗不敏感,全身应用糖皮质激素后症状明显改善。

5. 泪腺恶性肿瘤 眼球向前下方移位,眼球突出,运动受限。部分患者可有疼痛,眼球上转受限,可于泪腺区触及中等硬度的肿物,CT 检查可显示肿物。

【治疗】

1. 细菌感染者全身应用抗生素药物　头孢或阿莫西林。轻症者,可口服抗生素药物;中重度者,静脉滴注抗生素药物,症状明显好转后可改为口服用药。全身用药的疗程为 7~14 天。

2. 病毒感染者全身及局部使用抗病毒药物及镇痛药物治疗。

3. 局部应用抗生素滴眼液及眼膏。

4. 如果发生脓肿,需要切开引流。睑部泪腺炎采用上睑外侧皮肤切口,眶部泪腺炎从上穹隆外侧结膜切开排脓。

注:有时会选择水杨酸钠止痛,但有病毒感染症状的儿童禁忌使用阿司匹林,以免发生 Reye 综合征。

第五章

结 膜 疾 病

第一节　细菌性结膜炎

一、淋病奈瑟菌性结膜炎

【症状】

眼红,异物感,大量脓性分泌物,睁眼困难,球结膜高度水肿,起病急。

【体征】

超急性起病(12~24 小时内发病)。眼睑肿胀,大量脓性分泌物,持续产生,形成"脓漏眼"。结膜高度充血、水肿,耳前淋巴结肿大。

【治疗】

1. 局部治疗　大量生理盐水、3% 硼酸溶液或 1:10 000 高锰酸钾溶液充分冲洗结膜囊,开始可 10 分钟 1 次,随着分泌物的减少,逐渐减少冲洗次数。

2. 局部抗生素滴眼液应用　喹诺酮类滴眼液频繁点眼,开始可 1 分钟 1 次,随着分泌物的减少,逐渐减少点眼次数。

3. 全身应用头孢曲松静脉滴注,1~2g/ 次,1 次 /d 或口服喹诺酮类药物。

4. 合并衣原体感染者,可口服阿奇霉素,1g/ 次,1 次 /d。

5. 性伴侣要同时口服抗生素治疗淋病。

6. 新生儿出生后应常规立即用 1% 硝酸银滴眼液点眼 1 次,或涂四环素眼膏,以预防本病。

二、急性卡他性结膜炎

【病因】

成人常见的致病菌有金黄色葡萄球菌、肺炎双球菌、链球菌。儿童最常见的致病菌是流感嗜血杆菌。细菌通过接触传染，可散发感染，也可在公共场所迅速蔓延，导致流行，以春秋季节多发。

【症状】

眼红、异物感、烧灼感，眼痛不明显。

【症状】

中重度脓性分泌物，结膜滤泡，结膜充血、水肿，多无耳前淋巴结肿大。

【治疗】

1. 局部应用抗生素滴眼液　早期可用广谱抗生素如氧氟沙星、妥布霉素滴眼液频繁点眼。确定细菌类型后，可选择敏感抗生素应用。

2. 有角膜病变者，要同时治疗。

3. 一般不需要全身治疗　伴有咽炎或急性中耳炎的患者和流感嗜血杆菌感染的儿童应口服抗生素。

三、慢性细菌性结膜炎

【病因】

感染性因素，急性结膜炎迁延未愈，邻近组织感染波及，如睑缘炎，泪腺炎，泪道阻塞。常见病原菌如莫 - 阿杆菌、大肠埃希菌、链球菌、变形杆菌等导致；或为非感染性因素，如灰尘、烟雾等不良理化刺激或倒睫、眼睑内外翻；视疲劳等。

【症状】

眼痒、异物感、干涩感、眼刺痛及视疲劳。

【体征】

结膜轻度充血，乳头增生。可伴有睑缘炎。

【治疗】

1. 去除病因，改善生活和工作环境。

2. 分泌物较多时可点用抗生素眼药水。

3. 眼干涩时可点用人工泪液。

4. 眼痒时可点用 0.5% 硫酸锌滴眼液。

5. 对于合并有睑缘炎的病例可用抗生素眼水或眼膏涂抹睑缘。

第二节 病毒性结膜炎

一、流行性角结膜炎

【病因】

主要为腺病毒 8 型、19 型感染。传染性强,易流行,但多呈散发性,主要为接触传染。

【症状】

病前可有上感史,潜伏期 5~7 天,一眼先发病,另眼随后发病,眼红,眼痛,异物感,畏光流泪,水样黏液性分泌物。

【体征】

结膜充血水肿,睑结膜和穹隆部结膜有大量滤泡形成,可有结膜下出血和假膜。耳前淋巴结肿痛。可累及角膜,出现角膜上皮下及浅基质点状浸润,呈圆形,直径 0.5~1.0mm,多集中于中央区。

【治疗】

1. 眼部点用抗病毒滴眼液,广谱抗病毒药物如阿昔洛韦或更昔洛韦滴眼液,可每 1~2 小时 1 次。

2. 有角膜上皮下浸润病变者,可局部应用糖皮质激素滴眼液,如醋酸泼尼松滴眼液或氯替泼诺滴眼液,4 次/d,好转后逐渐减量。应注意糖皮质激素减量过快或突然停药可引起角膜上皮下浸润再度出现或恶化。

3. 本病为接触传染,对传染期患者隔离,患者接触过的器具应严格消毒,勤洗手,避免交叉感染。

二、流行性出血性结膜炎

一种易暴发流行的眼部传染病,属接触传染,传染性极强。病原体为微小核糖核酸病毒,主要为肠道病毒 70 型,偶尔可由柯萨奇病毒 A24 型引起。可伴有上感症状。

【症状】

眼红,异物感、烧灼感,眼痛,水样黏液分泌物。

【体征】

中重度脓性分泌物,眼睑、结膜充血、水肿,结膜滤泡增生显著,球结膜下点片状出血,角膜多发上皮下浸润及剥脱,偶有下肢运动麻痹。结膜炎病程 10~14 天。

【治疗】

1. 抗病毒治疗,眼部点用抗病毒滴眼液,广谱抗病毒药物如阿昔洛韦或更昔洛韦滴眼液,可每 1~2 小时 1 次。

2. 出现角膜上皮下浸润或假膜时可短期点用糖皮质激素滴眼液,病情缓解后逐渐减量。

3. 眼部可点用抗生素滴眼液预防细菌感染。

4. 本病传染性强,易流行,严格消毒隔离,避免交叉感染。

三、咽结膜热

【病因】

儿童多见,病原体为腺病毒 3 型、7 型。

【症状】

单眼或双眼同时起病,眼部异物感、流泪、浆液样分泌物。体温升高,可达 39℃以上,伴有肌肉酸痛、头痛或腹泻;咽部不适。

【体征】

结膜充血、水肿,下睑及下穹隆结膜滤泡形成,可伴有点状角膜上皮炎。可见咽后壁充血,无痛性耳前淋巴结肿大。

【治疗】

与流行性角结膜炎相同。

第三节　变态反应性结膜炎

一、过敏性结膜炎

【病因】

机体对花粉、植物等发生过敏反应。

【症状】

主要为痒感,水性分泌物,有过敏史,可伴有全身过敏症状,如哮喘。

【体征】

眼睑红肿,结膜水肿,无耳前淋巴结肿大(图5-3-1)。

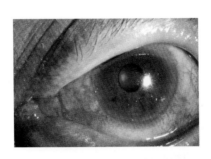

图 5-3-1　过敏性结膜炎可见结膜充血水肿,睑结膜乳头增生,角膜缘胶样增生

【治疗】

1. 避免接触特异性过敏原。

2. 抗过敏治疗　轻中度者,可用抗组胺药物,如富马酸依美斯汀或盐酸奥洛他定滴眼液;肥大细胞稳定剂,如色甘酸钠滴眼液单独或联合用药。必要时口服抗组胺药。对于重度者,可加用糖皮质激素滴眼液联合局部应用。

3. 对症治疗　如合并干眼,可用人工泪液类滴眼液治疗。

二、春季卡他性角结膜炎

【症状】

痒感,分泌物黏稠,丝状,呈季节性发作,春、夏季多发,有过敏病史。幼儿多见,尤其是男孩。

【主要体征】

上睑结膜大量乳头增生,呈铺路石样外观。

其他:上方或睑裂部角膜缘灰黄色胶样隆起,球结膜呈棕灰色,分泌物涂片见嗜酸性粒细胞增多,角膜表面点状病变。

【治疗】

1. 局部治疗同过敏性结膜炎。

2. 病情严重者,可加用糖皮质激素滴眼液,注意监测角膜和眼压。

3. 常规抗过敏治疗效果不好时,可加用免疫抑制剂,如 0.05% 环孢素滴眼液或 0.1% 他克莫司滴眼液。

4. 有角膜病变者,可用抗生素和促进角膜修复的滴眼液。

第四节　药物相关结膜炎

【病因】

见于长期大量使用滴眼液的患者。

【临床表现】

用药时间长,超过 1 个月,结膜乳头、滤泡增生,可伴有浅层点状角膜炎及少量分泌物。

【治疗】

1. 停止使用相关药物。

2. 局部滴无防腐剂的人工泪液类药物。

第五节　Stevens-Johnson 综合征

详见第六章角膜疾病章节。

角 膜 疾 病

第一节　病毒性角膜炎

一、单纯疱疹病毒性角膜炎

【病因】

1. 单纯疱疹病毒感染病原体为单纯疱疹病毒 HSV-Ⅰ型和 HSV-Ⅱ型两个血清型，多数眼部感染都是由 HSV-Ⅰ型所引起。潜伏感染和反复发作是本病的特点，三叉神经节和角膜均可以形成潜伏感染。感染的主要途径是通过支配角膜的神经纤维。

2. 复发感染有很多诱发因素，全身抵抗力下降、外伤、精神因素等容易造成角膜炎复发。

【症状】

眼红、疼痛、畏光、流泪、视力下降，眼睑皮肤疱疹，单眼多见。

【体征】

1. 眼睑皮肤损害　簇集的以红斑为基底的小水疱，逐渐结痂。

2. 结膜炎　结膜充血，滤泡形成，伴耳前淋巴结肿大。

3. 角膜上皮病变　浅层点状角膜炎(SPK)、星状角膜炎、树枝状角膜炎，表现为细线状、分枝状上皮病变，分枝末端形成球状；地图状角膜溃疡，表现为大的阿米巴样角膜溃疡，有树枝状边缘；单纯疱疹病变的边缘为肿胀的上皮细胞堆积而轻度隆起，溃疡中央区荧光素染色着色，角膜知觉下降。角膜上皮病灶下可有瘢痕形成(图 6-1-1~图 6-1-3)。

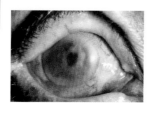

图 6-1-1 单纯疱疹病毒性角膜炎,角膜病变呈树枝状浸润

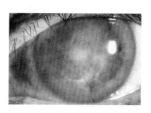

图 6-1-2 单纯疱疹病毒性角膜炎反复发作,弥漫性浸润水肿、新生血管长入

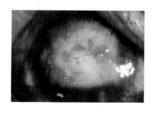

图 6-1-3 单纯疱疹病毒性角膜炎反复发作,盘状基质水肿、角膜薄变、大量新生血管长入

4. 角膜基质病变

(1) 盘状角膜炎:基质盘状水肿,上皮完整。虹膜睫状体炎伴肉芽肿样 KP 为其典型特征,可能有眼压升高,但无角膜坏死。

(2) 坏死性角膜基质炎:多发或弥漫灰白色角膜基质浸润,角膜上皮缺损,常伴发基质炎症、变薄、新生血管形成,可伴有虹睫炎、前房积脓或青光眼。必须排除继发的细菌性感染。

5. 葡萄膜炎 严重的角膜基质病变导致前房炎性反应,较少见的是无活动性病变的情况下发生前房炎性反应。

6. 视网膜炎 少见,新生儿常伴有严重的全身单纯疱疹病毒感染,多为双眼发病。

【鉴别诊断】

1. 带状疱疹病毒性角膜炎 病变不越过中线,面部沿皮肤神经分布的疼痛性皮肤疱疹,疼痛可先于皮肤疱疹出现,角膜为假树枝状浸润,荧光素着染不良。

2. 复发性角膜上皮糜烂　愈合期的角膜上皮糜烂呈树枝状形态,多有角膜上皮擦伤或角膜前基底膜营养不良,常在睡眠初醒时发生眼部疼痛。

3. 接触镜相关角膜炎　无皮肤损害,角膜上皮细胞不规则,呈不典型分枝状,为假树枝,荧光素染色轻微着色。

4. 棘阿米巴角膜炎假树枝　有角膜接触镜配戴史,有与炎症不相称的眼部剧烈疼痛,呈慢性病程。

【治疗】

1. 抗病毒治疗　阿昔洛韦滴眼液 3 次 /d;更昔洛韦眼用凝胶 3 次 /d。严重时口服抗病毒药物治疗。

2. 促进角膜上皮修复药物治疗　重组牛碱性成纤维细胞生长因子滴眼液 3 次 /d 或重组人表皮生长因子滴眼液 3 次 /d。

3. 补充人工泪液　不含防腐剂的玻璃酸钠滴眼液 3 次 /d。

4. 角膜基质炎或葡萄膜炎治疗

(1) 散瞳:1% 阿托品眼用凝胶 2 次 /d。

(2) 糖皮质激素药物:醋酸泼尼松滴眼液 3 次 /d。

(3) 抗病毒治疗。

(4) 眼压升高者,药物降眼压治疗。

5. 手术治疗

(1) 穿透性角膜移植术:角膜溃疡已穿孔或角膜病变累及角膜后弹力层时,穿透性角膜移植术是唯一的治疗方法(图 6-1-4)。

(2) 板层角膜移植术:在前节 OCT 检查指引下,病变未累及后弹力层时,可以行板层角膜移植术。

二、带状疱疹病毒性角膜炎

【病因】

1. 带状疱疹病毒感染。

2. 免疫缺陷、HIV 感染者为高危因素。

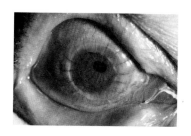

图 6-1-4 病毒性角膜炎晚期行穿透性角膜移植术后 2 周,继续抗病毒及预防排斥治疗

3. 手术创伤、长期应用免疫抑制剂等可为诱因。

【症状】

皮疹、皮肤不适及感觉异常,头痛、发热、身体不适、视力下降,眼痛、眼红。

【体征】

1. 主要体征 典型表现为皮疹出现于前额及头皮的一侧,不越过中线,仅侵犯上眼睑,皮肤急性疱疹皮疹沿三叉神经分布,继续进展形成皮肤瘢痕;Hutchinson 征(皮疹沿眼支的鼻睫状神经分布)预示眼部受累的风险大。

2. 次要体征 皮疹波及一侧下睑、面颊部少见。结膜炎、角膜炎早期为多发小树枝样病变,继而浅层角膜炎、基质角膜炎、葡萄膜炎、巩膜炎、视网膜炎、视神经炎、脉络膜炎、青光眼、脑神经麻痹均可发生;晚期可发生疱疹后神经痛。

【鉴别诊断】

单纯疱疹性角膜炎:皮疹不按神经分布,无中线一侧的界限,年轻人多发。角膜炎树枝状病变末端膨大,荧光素染色明显。带状疱疹角膜炎假树枝状病变末端无膨大,附着于角膜上皮层表面,荧光素染色轻微或不明显。

【治疗】

1. 角膜病变治疗

(1) 抗病毒治疗:阿昔洛韦滴眼液 3 次 /d;更昔洛韦眼用凝胶 3 次 /d。

（2）促进角膜上皮修复药物治疗：重组牛碱性成纤维细胞生长因子及重组人表皮生长因子滴眼液。

（3）补充人工泪液：不含防腐剂的玻璃酸钠滴眼液。

（4）角膜基质炎治疗：加用糖皮质激素类药物。

（5）神经营养性角膜炎治疗：抗生素预防感染，保护角膜。严重者，结膜瓣遮盖或睑缘缝合。

2. 其他部位病变治疗

（1）结膜炎：抗病毒药物局部应用。

（2）葡萄膜炎：

1）局部抗病毒药物治疗。

2）糖皮质激素类药物治疗。

3）散瞳药。

4）严重者口服全身抗病毒药物、糖皮质激素类药。

（3）巩膜炎：

1）局部抗病毒药物治疗。

2）糖皮质激素类药物治疗。

3）严重者口服全身抗病毒药物、糖皮质激素类药。

（4）视网膜炎、视神经炎、脉络膜炎：阿昔洛韦 5~10mg/kg 静点 3 次 /d，醋酸泼尼松片 60mg 1 次 /d。

（5）皮肤病变：请皮肤科协同诊疗。

（6）全身症状明显者：全身应用抗病毒药物阿昔洛韦 30mg/（kg·d）静点 3 次 /d。与内科医生合作诊疗，请神经科医生会诊，排除中枢神经系统病变。

第二节　细菌性角膜炎

细菌性角膜炎是最常见的化脓性角膜炎，发病急、发展迅速，严重时角膜穿孔。常见的致病菌有微球菌属、链球菌属、假单孢菌属、肠杆菌属四组。引起细菌性角膜炎的危险因素主要是各种原因引起的角膜上皮损伤，包括角膜外伤、角膜异物、角膜接触镜、干眼、倒睫等；手术；角膜接触镜配戴史；泪道阻塞；局部应用糖皮质激素激素等。

【症状】

眼红、眼痛、视力下降、分泌物增多。

【体征】

睫状充血,角膜局部类圆形浸润灶,周围及深部角膜水肿,部分可见后弹力层皱褶。灰白细小 KP,房水闪辉(+)、严重者,可形成类圆形角膜溃疡,伴浅绿色分泌物,前房有积脓(图 6-2-1)。

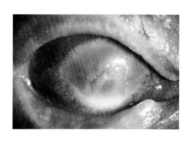

图 6-2-1　细菌性角膜炎,混合充血,角膜混浊水肿,新生血管张入,前房积脓

【辅助检查】

1. 角膜病变处取材,涂片染色镜检　可见细菌、白细胞等。

2. 病原微生物培养鉴定及药物敏感实验。

3. 角膜活检。

4. 角膜共聚焦显微镜检查。

【治疗】

1. 药物治疗

(1) 抗生素滴眼液治疗:早期,广谱、敏感抗生素滴眼液应用。之后根据药物敏感实验结果,选择敏感抗生素治疗。

(2) 有前房炎症反应者,应用散瞳剂。

(3) 禁用糖皮质激素类药物。

2. 病灶清创,创面用 5% 碘酊烧灼。

3. 手术

(1) 严重溃疡,且有穿孔危险者,行治疗性角膜移植术。

(2) 感染控制且角膜有穿孔倾向者,可先行羊膜移植术,为随后的角膜移植创造条件。

(3) 对于难以治愈的溃疡,无角膜移植手术计划时,可行结膜瓣遮盖术或羊膜移植术(图 6-2-2)。

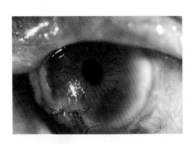

图 6-2-2　细菌性角膜炎,溃疡难以治愈,行结膜遮盖术后 1 周,溃疡未再加重

第三节　真菌性角膜炎

真菌性角膜炎是真菌直接感染角膜引起的一种严重的致盲性角膜病。常见的致病菌有镰刀菌属、曲霉菌属、链格孢菌属、念珠菌属等。引起真菌性角膜炎的危险因素主要有外伤史,尤其是植物外伤史;眼部手术史;配戴角膜接触镜史;长期局部应用糖皮质激素或免疫抑制剂者。

【症状】

眼红、疼痛、畏光、流泪,有分泌物,异物感,多有植物性外伤史或慢性眼病史。

【体征】

角膜基质灰白色浸润灶,有羽毛状边界,病灶高于角膜面,或形成角膜溃疡,有"苔"样坏死组织。原发浸润灶周围有卫星灶,结膜充血,黏液脓性分泌物,前房积脓(图 6-3-1~ 图 6-3-3)。

【辅助检查】

1. 角膜病变处取材,涂片染色镜检　可见真菌菌丝。
2. 病原微生物培养鉴定及药物敏感实验。
3. 角膜共聚焦显微镜检查,可见真菌菌丝。

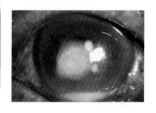

图 6-3-1 真菌性角膜炎可见卫星灶,前房积脓,免疫环

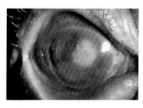

图 6-3-2 真菌性角膜炎可见伪足,角膜基质灰白色溃疡,未见前房积脓

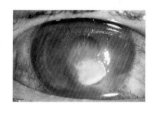

图 6-3-3 真菌性角膜炎可见菌丝苔被,角膜基质水肿,后弹力层皱褶

4. 角膜活检。

【治疗】

1. 药物治疗

(1) 抗真菌药物:5% 那他霉素滴眼液或两性霉素 B 滴眼液,联合氟康唑滴眼液。

(2) 有前房炎症反应者,应用散瞳剂。

(3) 禁用糖皮质激素类药物。

(4) 严重时加用全身抗真菌药:氟康唑 100~200mg 1 次 /d,口服。

2. 手术治疗 常规药物治疗 2 周病情继续恶化者,应及时采取手术治疗。

(1) 角膜溃疡清创术联合 5% 碘酊烧灼。

(2) 角膜溃疡浸润深度 >1/2 角膜厚度,但未累及后弹力层者应行深板层角膜移植术或治疗性板层角膜移植术,成功的关键是彻底清除病灶(图 6-3-4)。

(3) 累及后弹力层者或角膜穿孔应行穿透性角膜移植术(图 6-3-5)。

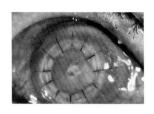

图 6-3-4 真菌性角膜炎行板层角膜移植术后 2 周,中央深基质层有复发迹象

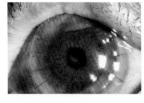

图 6-3-5 真菌性角膜炎病情恶化,行穿透性角膜移植术后 1 个月,未见复发

第四节 棘阿米巴角膜炎

棘阿米巴角膜炎是一种由棘阿米巴感染引起的慢性、进行性、疼痛性角膜溃疡。

【危险因素】

1. 角膜接触镜配戴史及角膜接触镜使用不卫生。

2. 该病也与农业外伤有关。

【症状】

与眼部体征不相符的剧烈眼痛,异物感,眼红、畏光流泪持续数周,伴有视力下降。

【体征】

眼睑水肿、分泌物少;睫状充血,与患者眼痛程度相比,角膜及前节炎症并不重,角膜上皮浸润,可形成角膜基质浸润环、角膜溃疡;常伴有前房积脓,后弹力层皱褶,可有放射状角膜神经炎、假性树枝状病变。盘状基质浸润;晚期角膜基质溶解、穿孔(图 6-4-1)。

【辅助检查】

1. 角膜病灶刮片及染色 可见棘阿米巴包囊和滋养体。

2. 非营养琼脂培养基培养。

3. 角膜接触镜及镜盒行培养与涂片检查。

4. 共聚焦显微镜可查见棘阿米巴包囊。

5. 角膜活检。

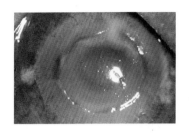

图 6-4-1　棘阿米巴角膜炎,角膜
混浊水肿,基质环形浸润,角膜组
织坏死,溃疡灶形成

【治疗】

1. 停戴角膜接触镜。

2. 药物治疗　阳离子防腐剂——0.02% 氯己定(洗必泰)、0.02% 聚六甲撑双胍(PHMB);芳香族双脒——0.1% 羟乙磺酸丙氧苯脒(Brolene);氨基糖苷类抗生素——新霉素;咪唑类——氟康唑等;足量、长期、联合用药。糖皮质激素激素:可以抑制包囊形成或脱包囊,但同时能使包囊对药物产生耐药性,不作为常规治疗。

3. 应早期手术干预,角膜病灶清创,有利于药物的渗透。角膜感染药物控制不佳,可选择深板层角膜移植术。角膜穿孔及病变累及后弹力层可行穿透性角膜移植术。

第五节　角膜基质炎

角膜基质炎是角膜基质层的非溃疡性、非化脓性炎症。梅毒螺旋体、结核、细菌、麻风、病毒、寄生虫感染等有关。

【症状】

疼痛、流泪、畏光、眼红,重症者可有眼睑痉挛、水样分泌物。

【体征】

1. 主要体征　角膜基质水肿、增厚,有新生血管长入。

2. 其他　细小 KP,房水闪辉(+),睫状充血或混合充血。

3. 陈旧性病变　角膜深层云翳或瘢痕,角膜基质中血管常含极少血细胞或无血细胞(影子血管),角膜基质变薄。

4. 眼部其他部位表现　梅毒可有典型的"椒盐"样脉络膜视网膜炎或视神经萎缩等。

5. 全身其他表现　梅毒可有鞍鼻畸形、Hutchinson 齿等体征。

【辅助检查】

1. 结核菌素试验及其他免疫检查。

2. 梅毒血清学检查 RPR、FTA-ABS、TPHA 等。

【治疗】

1. 病因治疗。

2. 糖皮质激素滴眼液及非甾体抗炎药　醋酸泼尼松滴眼液及普拉洛芬滴眼液。

3. 散瞳剂滴眼液　1% 阿托品眼用凝胶。

4. 晚期角膜瘢痕位于瞳孔区影响视力者,可行穿透性角膜移植术。

第六节　边缘性角膜炎

【病因】

由葡萄球菌抗原引起的非感染性反应,多伴有葡萄球菌性睑缘炎。眼部酒渣鼻患者对这种抗原反应尤其敏感。

【症状】

急性畏光,眼红、眼痛不明显,慢性眼睑结痂和痒感,有急性复发史。

【体征】

1. 主要体征　常为多发性、双眼角膜周边基质浸润,浸润区与角膜缘间有透明区相隔,荧光素染色轻微或无,无前房反应,仅部分结膜典型充血。

2. 次要体征　睑缘炎,浅层点状角膜炎,疱疹近角膜缘处楔形隆起无菌性浸润,对侧眼角膜周边瘢痕及新生血管。

【治疗】

1. 糖皮质激素滴眼液　醋酸泼尼松滴眼液或氟米龙滴眼液。

2. 睑缘炎　抗生素滴眼液。

3. 热敷、清洁睑缘。

4. 全身用药　病情严重时,红霉素等口服。

第七节　暴露性角膜炎

【病因】

角膜失去眼睑保护而暴露在空气中而引起干燥、上皮脱落、溃疡等。

1. 第Ⅶ脑神经麻痹,眼轮匝肌肌力减弱。

2. 各种原因导致的眼球突出,眼睑不能完全闭合,如Graves病等。

3. 外伤、化学烧伤、睑外翻导致眼睑变形,眼睑闭合不全。

4. 眼睑手术,如上睑下垂术后或眼睑成形术后眼睑闭合不全。

5. 昏迷或服用镇静剂后。

6. 其他　夜间眼睑闭合不全、眼睑皮肤松弛等。

【症状】

眼部刺激征,烧灼感,异物感,眼红,常晨起时加重。

【体征】

眼睑闭合不全,角膜干燥,点状上皮缺损,睑裂区水平带状泪膜缺损。结膜充血,病程长者可有角膜剥脱、浸润或溃疡形成。

【治疗】

1. 去除角膜暴露的原因。

2. 补充泪液,频点无防腐剂的人工泪液。

3. 抗生素滴眼液预防感染。

4. 夜间遮盖眼睑闭合不全处,用大量眼膏覆盖暴露的角结膜,预防感染和干燥。

5. 上述效果不佳时,可采用以下治疗

(1) 暂时或永久性睑裂缝合术。

(2) 重度突眼,行眼眶减压术。

(3) 结膜瓣遮盖术或羊膜移植术。

第八节　神经营养不良性角膜病变

【病因】

1. 单纯疱疹病毒和带状疱疹病毒感染后,造成三叉神经麻痹。

2. 角膜手术后。

3. 糖尿病神经病变。

4. 颅脑外伤或手术、肿瘤、三叉神经手术后。

5. 眼部及附属器放射治疗后。

【症状】

眼睑肿胀、眼红。

【体征】

1. 角膜知觉减退。

2. 角膜上皮缺损。

3. 严重时可有角膜溃疡、虹膜睫状体炎等表现。

【治疗】

1. 补充无防腐剂的人工泪液。

2. 局部应用抗生素滴眼液预防感染,治疗角膜炎、角膜溃疡。

3. 无感染者,可配戴治疗性绷带镜。

4. 严重者,可考虑行睑缘缝合术、结膜瓣遮盖术等。

5. 出现角膜穿孔时,可行角膜移植手术。在神经功能恢复前,不适宜做其他角膜移植手术。

第九节　丝状角膜炎

【病因】

1. 干眼是最常见原因,与自身免疫疾病如 Sjögren 综合征相关。

2. 复发性角膜上皮糜烂。

3. 角膜上皮损伤、手术后。

4. 神经营养不良性角膜病变。

5. 不规则角膜表面的附近。

6. 角膜大疱病变。

【症状】

中、重度眼红、眼痛、异物感、畏光。

【体征】

1. 主要体征　角膜上皮呈丝状剥脱，一端与角膜前表面相连，荧光素染色着色。

2. 其他　结膜充血，点状上皮缺损，泪膜少。

【治疗】

1. 治疗原发病。

2. 表面麻醉后，用棉签去除丝状物。

3. 局部应用不含防腐剂的人工泪液。

4. 病情严重者，可使用角膜绷带镜。

第十节　Stevens-Johnson 综合征

Stevens-Johnson 综合征也称为结角膜干燥综合征，是一种少见的严重的影响生命的急性多系统炎症性疾病。与某些药物及感染引发的自身免疫反应有关。

【病因】

1. 药物反应　磺胺嘧啶、巴比妥、苯妥英钠、水杨酸、可卡因、青霉素、肿瘤化疗药等。

2. 感染因素　各种细菌、病毒、真菌，特别是单纯疱疹病毒和毛霉菌。

【症状】

急性发热、头痛，上呼吸道感染症状，全身不适和关节痛。

【体征】

1. 全身体征　常以发热和不适急症开始，口唇皮肤黏膜典型的水肿、痂皮。皮肤特征性损害为红色水疱围以白色的环，斑丘疹，口唇及泌尿生殖器黏膜水疱破溃形成溃疡,结痂,出血。溃疡性结肠炎,肾炎,严重者中毒反应致死亡。

2. 眼部体征　双眼急性结膜炎,脓性分泌物,假膜,可侵及睑缘、角膜或合并虹睫炎。晚期有角膜新生血管,干眼,睑球粘连,倒睫,角膜溃疡及穿孔。

【治疗】

1. 去除病因和对症治疗,停止使用相关药物。

2. 早期糖皮质激素局部点眼,减轻炎症,抑制新生血管长入。

3. 抗生素滴眼液预防感染。

4. 眼部反应严重者,早期可行羊膜移植术,保护结膜角膜组织。

5. 无防腐剂的人工泪液频点。

6. 晚期患者可行睑裂缝合术保护角膜。复明手术只能行人工角膜移植术。

7. 全身支持、对症治疗,与内科、皮肤科联合治疗。

第十一节　角膜移植术后 免疫排斥反应

一、角膜移植术后内皮型免疫排斥反应

穿透角膜移植术后、角膜内皮移植术后数年内可出现内皮移植排斥反应。

【症状】

曾行角膜移植患眼术后数年内发生视力下降、轻度眼痛、眼红。

【体征】

1. 主要体征　新的 KP 或角膜内皮细胞上附着细的白细胞线(内皮排斥线),基质水肿或细胞浸润,上皮下浸润,上皮水肿,不规则隆起的上皮线(上皮排斥线)。

2. 次要体征　睫状充血,前房反应,新生血管长入角膜植片,典型的角膜移植排斥反应从邻近植片伤口接近血管处开始,流泪,但无分泌物。

【治疗】

1. 局部糖皮质激素滴眼液　醋酸泼尼松滴眼液等点眼,睡前妥布霉素地塞米松眼膏涂眼。

2. 局部结膜下注射糖皮质激素类药物　地塞米松注射液结膜下注射 1 次 /d。

3. 散瞳剂　1% 阿托品眼用凝胶散瞳。

4. 严重者,全身有应用糖皮质激素类药物　醋酸泼尼松 40~80mg 1 次 /d,或甲泼尼龙 500mg 1 次 /d。

5. 对症处理　降眼压,抗病毒治疗等。

二、角膜移植术后上皮型免疫排斥反应

【症状】

自觉视物较前模糊、眼部有不适,症状轻微。

【体征】

1. 角膜植片上皮排斥线。

2. 角膜植片排斥区上皮、浅基质水肿和混浊。

【治疗】

同角膜内皮移植排斥反应,及时治疗不影响植片的透明性。

三、角膜移植术后基质型免疫排斥反应

【症状】

单独排斥反应少见,多伴有角膜内皮移植排斥反应,视物模糊。

【体征】

1. 睫状充血,植片基质水肿、混浊,新生血管长入。

2. 在移植片缝合处可见周边浸润,呈弧形向中央区移动(图 6-11-1,图 6-11-2)。

【治疗】

同角膜内皮移植排斥反应。

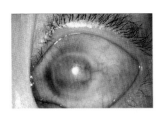

图 6-11-1　角膜移植术后排斥反应,角膜植片基质水肿混浊,新生血管长入

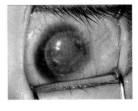

图 6-11-2　角膜移植术后排斥反应,角膜缝线在位,大量新生血管长入,角膜植片水肿混浊

第十二节　大泡性角膜病变

大泡性角膜病变是角膜内皮细胞因机械、物理、化学、生物、遗传等原因引起的数量急剧下降或细胞功能异常,导致角膜内皮细胞功能失代偿,出现角膜基质水肿、上皮下大泡、眼部刺痛及视力下降等。

【病因】

常是多种因素联合所致:角膜内皮损害,眼内炎症,玻璃体或半脱位的人工晶状体接触角膜内皮。

【症状】

视力下降、眼痛、流泪、畏光、眼红、异物感。

【体征】

角膜全层水肿,角膜大泡,角膜新生血管,可有眼压升高。

【治疗】

1. 抗菌类滴眼液点眼预防感染,局部糖皮质激素滴眼液点眼减轻炎症反应,营养角膜滴眼液,减轻水肿药物:3% 氯化钠滴眼液。

2. 对症对因处理,治疗原发病,眼压高患者降眼压治疗。

3. 发病 6 个月以内,角膜水肿轻,无新生血管生长的患者,可考虑行角膜内皮移植术治疗。

4. 晚期角膜水肿明显,出现瘢痕,有新生血管生长的患者,可考虑行穿透角膜移植术治疗。

5. 无光感者,可行角膜层间灼烙术。角膜层间生物膜植入术等。

第十三节　与角膜接触镜相关的急诊疾病

任何接触镜配戴者如果发生眼红、眼痛,需摘除接触镜,进行全面眼科检查。

一、角膜炎

【病因】

长期配戴,不注意卫生。可以是细菌性、真菌性或棘阿米巴性角膜炎。

【症状】

眼红,眼痛,视力下降,畏光流泪。

【体征】

角膜白色病灶,荧光素染色阳性。

【治疗】

角膜刮片或培养可以确诊。根据病因不同,有针对性治疗。具体治疗见上文。

二、巨乳头性结膜炎

【症状】

长期应用,自身免疫异常,过敏反应。

【临床表现】

眼痒,黏性分泌物,上睑部结膜有大的乳头增生。不能耐受接触镜。

【治疗】

1. 停戴角膜接触镜。

2. 局部抗过敏治疗,必要时局部糖皮质激素滴眼液治疗。

三、过敏或毒性反应

【病因】

护理液防腐剂导致的过敏或毒性反应。

【症状】

清洗镜片后戴上很快发生结膜充血,眼部刺激征,也可以是慢性表现。

【体征】

浅层点状角膜炎、结膜充血,球结膜滤泡,角膜上皮下或基质浸润。

【治疗】

1. 停戴接触镜。
2. 更换新的护理液及镜片。
3. 使用不含防腐剂的人工泪液。
4. 抗生素滴眼液预防感染。

四、角膜新生血管

【病因】

角膜缺氧,角膜新生血管化。

【症状】

可无症状,直到视轴被侵犯时患者有症状。

【体征】

角膜浅层新生血管长入透明角膜,多 1~2mm 长。

【治疗】

停戴,或尽量缩短配戴时间,或换戴硬性透气性角膜接触镜(RGP)。角膜接触镜配适状态良好。

五、镜片过紧或移位

【病因】

配适状态不好,过紧或过松,常在软性接触镜配戴后1~2 日发生。

【症状】

异物感、眼红。

【体征】

眨眼时镜片不移动,似与角膜粘连一般,去除镜片后结膜上可见印记。可有角膜水肿,浅层点状角膜炎、前房反应。偶见前房无菌性积脓。

【治疗】

更换镜片,重新适配。

巩 膜 疾 病

第一节　浅层巩膜炎

浅层巩膜炎可分为单纯浅层巩膜炎和结节性浅层巩膜炎。多见于年轻人,易复发。

【病因】

1. 原发性　最常见。

2. 结缔组织病相关(风湿性关节炎、多动脉炎、系统性红斑狼疮、Wegner 肉芽肿)。

3. 痛风。

4. 感染性　带状疱疹病毒、单纯疱疹病毒、Lyme 病、梅毒,乙肝。

5. 其他　感染性肠道病、酒渣鼻、特异性反应和甲状腺疾病。

【症状】

眼红,单眼或双眼,中度疼痛急性发作,中青年常见;易复发,无分泌物。

【体征】

1. 主要体征　单眼或双眼局部眼红(弥散眼红少见),浅层巩膜血管充血,在结膜下呈放射状。

2. 次要体征　充血的巩膜部位有压痛,浅层巩膜结节可被推动,角膜受累少,一般视力正常。

【治疗】

1. 如病情较轻,可用无防腐剂的人工泪液缓解刺激症状。

2. 对症处理　可口服布洛芬减轻疼痛。

3. 非甾体抗炎药滴眼液,如双氯芬酸钠眼液或普拉洛芬眼液点眼。

4. 局部糖皮质激素应用 如 0.1% 氟米龙滴眼液,3 次/日以减轻眼部不适感。

第二节 巩膜炎

【病因】

半数巩膜炎患者伴有相关的全身疾病。

1. 常见 与结缔组织病有关:如类风湿关节炎、系统性红斑狼疮、Wegener 肉芽肿、Reiter 综合征、恶化的多发性软骨炎、结节性多动脉炎、强直性脊柱炎等。梅毒、带状疱疹、痛风、眼术后。

2. 少见 结核,其他细菌如假单胞菌属,Lyme 病,类肉瘤病,高血压,异物,寄生虫。

【分类】

1. 前巩膜炎

(1) 非坏死性前巩膜炎:

1) 弥漫性:累及眼前部巩膜广泛的炎症。

2) 结节性:除眼前部巩膜炎症外,伴有不能移动的炎症结节。

(2) 坏死性前巩膜炎:

1) 伴有炎症:疼痛剧烈,病情反复,导致受累部位巩膜薄变,透见深层的脉络膜色素。

2) 不伴有炎症:穿透性巩膜软化。无症状,多见于长期病史的类风湿关节炎患者。

2. 后巩膜炎 可于后部开始或扩展为前巩膜炎。好发于女性,发病部位隐匿,眼前段无明显炎症改变,容易漏诊。

一、弥漫性非坏死性前巩膜炎

【症状】

眼红、眼痛明显,视力逐渐下降。

【体征】

1. 弥漫性巩膜深层血管充血。在反复发作的区域,巩膜可变薄呈蓝色。

2. 局部滴 10% 肾上腺素无法使充血的巩膜血管变白。

3. 起病急，多为 1 周。治疗不及时，病程可持续数月。

【治疗】

1. 全身治疗

(1) 糖皮质激素：醋酸泼尼松 1mg/（kg·d），并逐渐减量。

(2) 非甾体抗炎药：布洛芬 400~600mg，每日 4 次。

(3) 重症及反复发作患者可联合使用免疫抑制剂，如环磷酰胺、环孢素、硫唑嘌呤等。

2. 局部治疗

(1) 糖皮质激素滴眼液：1% 醋酸泼尼松滴眼液，每日4 次。

(2) 非甾体抗炎滴眼液：普拉洛芬滴眼液，每日 4 次。

二、结节性非坏死性前巩膜炎

【症状】

同弥漫性非坏死性前巩膜炎。

【体征】

特征性体征：有红色结节，起源于巩膜，结节不能与深层组织分离而被移动。其余体征同弥漫性非坏死性前巩膜炎。

【治疗】

同弥漫性非坏死性前巩膜炎。

三、伴有炎症的坏死性前巩膜炎

【症状】

严重和烧灼感为主的眼痛为主要特点，可放射到额部或下颌，夜间常被痛醒；眼红和视力下降逐渐开始。反复发作，穿透性巩膜软化少见。

【体征】

1. 巩膜充血、水肿。

2. 早期局部巩膜炎性斑块，边缘炎症较中心重，呈紫红色急性充血,继之出现苍白片状无血管区,周围巩膜肿胀和浅层巩膜血管扩张迂曲充血。巩膜坏死区域透明,可透见蓝黑色的脉络膜颜色。

3. 相应继发改变 角膜炎、白内障、葡萄膜炎、巩膜穿孔、继发青光眼等。

【治疗】

1. 全身应用糖皮质激素 醋酸泼尼松 1mg/(kg·d)。

2. 免疫抑制剂 如环磷酰胺、环孢素、硫唑嘌呤等。

3. 可局部应用环孢素滴眼液。

4. 严重病例的无血管区、葡萄肿区域禁在结膜下、球后或者球周注射糖皮质激素,以防止巩膜穿孔。

5. 伴睫状肌痉挛者可用阿托品散瞳,麻痹睫状肌。

6. 内科或风湿免疫科相关治疗。

7. 对于巩膜坏死、穿孔患者必要时可行异体巩膜修补术。

四、不伴有炎症的坏死性前巩膜炎

【症状】

相对安静,可无症状。

【体征】

1. 巩膜上有相对较小的薄变区,可透见其后脉络膜的颜色。

2. 可有巩膜穿孔等相应的继发改变。

【治疗】

同伴有炎症的坏死性前巩膜炎。

五、后巩膜炎

【症状】

可于后部开始或扩展为前巩膜炎。严重和烧灼感的眼痛,可放射到额部或下颌;眼红和视力下降,可伴有复视。

【体征】

眼球突出,眼痛,触痛,眼球运动受限,视力下降。渗出性视网膜脱离,视盘水肿,视网膜出血,脉络膜皱褶,脉络膜脱离。通常与全身疾病无关。眼部 B 超:后巩膜增厚,伴随 Tenon 囊腔内液体(T 征)。

【治疗】

治疗尚有争议的采用以下措施。

1. 非甾体类抗炎药 布洛芬 400~600mg,每日 4 次。

2. 全身应用糖皮质激素。

3. 非甾体抗炎药治疗与糖皮质激素联合用药疗效不满意,可考虑加用免疫抑制剂。

4. 内科、风湿免疫科相关治疗。

晶状体疾病

第一节　晶状体形态改变
导致的眼科急症

一、白内障膨胀期

此期,晶状体膨胀,渗透压改变,短期内有较多水分积聚于晶状体内,使其急剧肿胀,体积变大,将虹膜向前推移,前房变浅,可诱发急性闭角型青光眼,导致眼压急剧烈升高。

【症状】

1. 视力下降　一方面是白内障所致视力下降,另一方面是眼压升高,角膜水肿所致视力下降。

2. 闭角型青光眼急性发作症状　包括眼红、眼胀、眼痛等局部表现,同时可伴有同侧头痛、恶心、呕吐等全身表现。

【体征】

1. 视力下降　严重者可致眼前手动或光感。

2. 近视加深　晶状体膨胀,厚度增加,屈光指数增加,均可导致近视加深。

3. 晶状体混浊增厚,前房变浅,晶状体 - 虹膜隔前移(图 8-1-1)。

4. 闭角型青光眼的体征　睫状充血、角膜雾状水肿、瞳孔散大、虹膜节段萎缩、晶状体斑等表现。

【治疗】

1. 尚未有青光眼急性发作者,若视力尚好,有明显虹

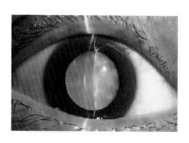

图 8-1-1　晶状体膨胀期
晶状体混浊膨胀,前房变浅

膜膨隆者,可试行 YAG 激光虹膜切开术,观察房角是否可加宽。加宽者,可观察,待到视力下降明显,行超声乳化白内障摘除联合人工晶状体植入术。未有明显加宽者,嘱患者尽量少在暗环境下停留,或晚间光线较暗时局部点毛果芸香碱滴眼液缩小瞳孔,以防青光眼急性发作。

2. 尚未有青光眼急性发作者,视力下降明显者,应尽早行超声乳化白内障摘除联合人工晶状体植入术。

3. 合并有青光眼急性发作者,经治疗后眼压不用药物即可降至正常,或有一半房角处于开放状态者,单纯行超声乳化白内障摘除联合人工晶状体植入术即可。

4. 合并有青光眼急性发作者,经治疗后眼压不能降至正常,或一半以上房角关闭者,需行青光眼白内障联合手术(参见闭角型青光眼治疗章节)。

二、白内障过熟期

【症状】

1. 长期的视力下降。

2. 眼红、眼痛等葡萄膜炎症状。

3. 眼胀、头痛、恶心、呕吐等青光眼症状。

【体征】

1. 过熟期白内障晶状体纤维分解液化,囊膜皱缩,有不规则的白色斑点及胆固醇结晶,晶状体核下沉,可出现虹膜震颤,前房加深(图 8-1-2)。

2. 过熟期白内障的晶状体悬韧带发生退行性改

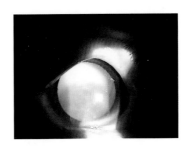

图 8-1-2　晶状体过熟期
晶状体囊皱缩,皮质液化,核下沉

变,容易发生晶状体脱位。棕黄色晶状体核沉于囊袋下方,可随体位变化而移动,上方前房进一步加深,称为Morgagnian白内障。

3. 过熟期白内障囊膜变性,液化的皮质渗漏到晶状体囊膜外时,可发生晶状体过敏性葡萄膜炎,表现为睫状充血、KP(+)、房水闪辉(+)及玻璃体混浊等。

4. 长期存在于房水中的晶状体皮质可沉积于前房角;也可被巨噬细胞吞噬,堵塞前房角而引起继发性青光眼,称为晶状体溶解性青光眼,表现为眼压升高,角膜水肿等。

【治疗】

1. 过熟期白内障应尽早行白内障摘除联合人工晶状体植入术。

2. 合并有晶状体脱位者,严重时可行玻璃体切除联合晶状体缝合固定术。

3. 合并晶状体过敏性葡萄膜炎者,应尽早摘除过熟的晶状体,清除前房内的晶状体皮质,同时应用糖皮质激素和非甾体抗炎眼药水积极进行抗炎治疗。

4. 继发晶状体溶解性青光眼者,同样要尽早摘除过熟的晶状体,同时进行降眼压治疗。

三、晶状体囊膜破裂

【症状】

1. 多有明显的晶状体外伤史和手术史。

2. 视力突然下降。

3. 可有眼红、眼痛、畏光及流泪等症状。

【体征】

1. 可见晶状体前囊破裂口，前房内可见白色松软的晶状体皮质，晶状体明显混浊（图8-1-3）。

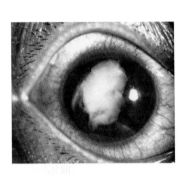

图 8-1-3　晶状体囊膜破裂
晶状体前囊膜破裂，皮质进入前房

2. 晶状体皮质进入前房，堵塞房角，可导致眼压升高，引起继发性青光眼。有相应青光眼的临床表现。

3. 外伤后，可引起外伤性虹膜睫状体炎，也可因为晶状体皮质暴露于前房，导致晶状体过敏性葡萄膜炎。

4. 穿通伤后，可伴随有眼内感染。表现为前房内渗出、严重时可有前房积脓。

5. 穿通伤若伴有眼内异物，则可有眼内异物的相关体征。

【治疗】

1. 白内障术后患者多为晶状体皮质残留，行前房冲洗，去除残余晶状体皮质。

2. 眼外伤晶状体囊膜破裂者，行白内障囊摘除术，根据眼部情况决定一期或二期人工晶状体植入术。

3. 继发青光眼者，手术清除晶状体皮质，降眼压治疗。（参考青光眼治疗。）

4. 外伤后合并有眼内炎者，根据感染程度可行前房冲洗、玻璃体腔注药或玻璃体切除术。

5. 外伤合并有眼内异物者,根据异物位置、性质可行一期或二期眼内异物取出术。

第二节 晶状体位置改变
导致的眼科急症

一、晶状体嵌顿于瞳孔

【症状】

1. 视力下降　晶状体位置改变,屈光发生改变,眼压升高,角膜水肿均能导致视力下降。

2. 眼痛　因为瞳孔阻滞,导致急性眼压升高所致。

【体征】

1. 视力下降。

2. 眼压升高　晶状体嵌顿于瞳孔处,瞳孔阻滞,急性眼压升高。

3. 瞳孔区可见嵌顿的晶状体。

4. 房水无法进入前房,导致晶状体虹膜隔前移,前房变浅,虹膜膨隆(图 8-2-1)。

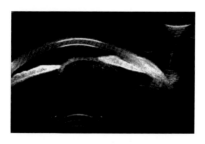

图 8-2-1　晶状体嵌顿于瞳孔的 UBM 图像
晶状体嵌顿于瞳孔区,部分前房变浅

【治疗】

1. 散瞳　散瞳主要是为了散大瞳孔,减轻瞳孔阻滞,降低眼压。

2. 仰卧 因为晶状体的重力作用,仰卧后其向后移动,如果瞳孔足够大,晶状体可复位。

3. 眼压升高时,积极应用抗青光眼药物降低眼压。

4. YAG 激光虹膜切开术解除瞳孔阻滞,可使眼压下降。

5. 手术治疗 可行晶状体囊内摘除术,再行二期人工晶状体缝合固定术。

二、晶状体脱位于前房

【症状】

1. 视力下降 晶状体位置改变,屈光发生改变。

2. 眼胀、眼痛。

【体征】

1. 视力下降。

2. 近视加深 晶状体位置前移,屈光发生改变,近视度数加深。

3. 典型的体征为前房内可见油滴样晶状体位于瞳孔区前方(图 8-2-2)。

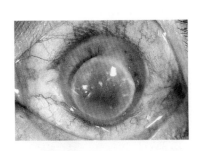

图 8-2-2 晶状体脱位于前房
前房内可见油滴样晶状体位于瞳孔区前方

4. 眼压升高 主要是瞳孔阻滞导致房水流出通路受阻。

5. 角膜水肿 眼压升高,角膜水肿,晶状体在前房内可对角膜内皮细胞造成机械性损伤,也可导致角膜水肿。

【治疗】

1. 散瞳 使晶状体通过散大的瞳孔进入后房。

2. 仰卧 仰卧时,因为晶状体的重力作用,可使其向后进入后房。

3. 以上情况下若仍不能进入后房,可在表面麻醉后用棉签按压角膜使晶状体复位。

4. 一旦晶状体进入后房,用1%毛果芸香碱缩瞳,YAG激光虹膜切开术解除瞳孔阻滞,二期行晶状体摘除术。

5. 按压后若晶状体直接进入玻璃体腔,可二期行晶状体摘除联合玻璃体切除术。

三、晶状体脱位于玻璃体腔

【症状】

1. 视力下降 瞳孔区晶状体缺如,屈光改变,视力下降。

2. 闪光感 脱落于玻璃体内的晶状体碰触到视网膜时会产生闪光感。

【体征】

1. 视力下降。

2. 瞳孔区晶状体缺如。

3. 玻璃体腔内可见到完整晶状体或部分晶状体,多沉积于玻璃体下方(图8-2-3)。

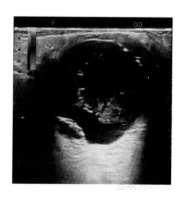

图 8-2-3 晶状体脱位于玻璃体腔的 CDI 图像

眼球后极部球壁前可见椭圆形强回声

4. 若晶状体囊膜有破损,可有玻璃体混浊等炎症反应。

5. 晶状体皮质溢出,可有晶状体颗粒性、晶状体溶解性青光眼的体征。

【治疗】

1. 若晶状体完整,眼内无炎症反应,可先观察。二期行晶状体摘除、玻璃体切除术以及人工晶状体缝合固定术。

2. 若晶状体囊膜有破损,玻璃体内有炎症反应,应尽早行晶状体摘除及玻璃体切除术,一期或二期行人工晶状体缝合固定术。

3. 对症治疗　局部药物降眼压、抗炎治疗。

四、晶状体脱位于结膜下或眼外

【症状】

1. 有明确外伤史。

2. 视力下降　瞳孔区晶状体缺如,还可合并有出血、炎症、眼内其他组织脱出,均可导致视力下降。

3. 眼外伤后其他组织引起的相应症状。

【体征】

1. 视力下降。

2. 结膜下或眼外可见到完整或部分晶状体脱出。

3. 瞳孔区晶状体缺如。

4. 其他组织损伤引起的相应体征:如角膜裂伤、虹膜组织脱出、玻璃体嵌顿性等。

【治疗】

1. 手术取出结膜下晶状体组织。

2. 角膜巩膜伤口探查,并缝合伤口,恢复眼球的完整性。

3. 根据外伤情况对症处理。

4. 二期行晶状体缝合固定术。

第三节 与白内障手术 相关的眼科急症

一、白内障术后急性眼压升高

白内障手术后引起急性高眼压的最常见原因是黏弹剂残留,其他可能原因:晶状体皮质残留、后囊破裂后玻璃体进入前房、超声能量导致小梁网水肿。

【症状】

白内障手术后 24 小时内出现头痛、眼痛和眼胀,术眼异物感、流泪,由于多数患者术后盖有敷料对视力变化主诉较少。

【体征】

术眼角膜水肿,眼压多数≥40mmHg,前房内可见黏弹剂、残余皮质,极少数情况下可见玻璃体疝或者残余晶状体核碎块。

【治疗】

急诊处理:

1. 前房穿刺放液 可从原角膜侧切口缓慢放出少许房水,根据眼压情况,可能需要多次操作。前房穿刺放液注意事项:

(1) 对配合能力差甚至不能配合的患者,前房穿刺放液应在手术室进行。尤其年龄较小的患儿,可能需要在全麻下进行,确保操作过程安全、无菌。

(2) 前房穿刺放液后,注意症状和眼压变化,部分黏弹剂残留较多的患者,可在 12~24 小时后重复 1 次。黏弹剂残留较多者,需行前房冲洗术清除过多黏弹剂。

2. 药物治疗 常规抗青光眼药物治疗,包括全身和局部药物治疗。一般禁用前列腺素类药物及缩瞳药。

二、角膜上皮损伤

【症状】

1. 明确的近期白内障手术史。

2. 多发生在术后早期,与术中角膜暴露时间较长,聚维酮碘接触角膜时间较长、机械性角膜损伤等有关。

3. 眼痛、眼磨及异物感。

【体征】

1. 视力下降　角膜透明性下降。

2. 角膜上皮糜烂或剥脱。

3. 眼压正常,排除眼压升高导致的眼痛。

4. 白内障术后眼部体征。

【治疗】

1. 药物　包括促进角膜上皮生长药物,如牛重组成纤维细胞生长因子滴眼液、表皮生长因子滴眼液等,抗生素滴眼液预防感染以及不含防腐剂的人工泪液等药物。

2. 治疗用亲水性角膜接触镜　针对反复角膜上皮糜烂或剥脱的患者。

三、眼内炎

见第十章葡萄膜炎,眼内炎章节。

青 光 眼

第一节　原发性闭角型青光眼

原发性闭角型青光眼是由于房角关闭并导致房水引流功能障碍所导致的一类青光眼,房角关闭机制未完全阐明。依据房角关闭和眼压升高的速度快慢,通常将原发性闭角型青光眼分为急性闭角型青光眼和慢性闭角型青光眼,前者可在诱发因素下房角迅速关闭、眼压急剧升高导致眼胀、眼痛、虹视和视力下降,常伴有同侧头痛、眼眶痛、鼻根酸胀以及恶心、呕吐等消化道症状。由于症状突出难忍,是眼科常见急诊。

慢性闭角型青光眼房角关闭和眼压升高过程缓慢、隐匿,自觉症状轻微。但在少数情况下,如散瞳、情绪激动、眼部钝挫伤,可导致虹膜-小梁网贴附、粘连进一步加剧,房角关闭,出现类似急性闭角型青光眼急性发作期症状,也需要急诊处理,以解除症状,保护视功能。

急性闭角型青光眼急性发作期

【诱因】

急性闭角型青光眼多见于中老年浅前房者,有眼轴短、前房浅、房角狭窄等结构特点,常合并远视,女性多于男性。多数可追诉到诱因,如夜间或暗室内停留时间过长、情绪激动、全身或局部药物引起瞳孔散大、长时间俯卧等。

【症状】

1. 剧烈眼疼、眼胀。

2. 视力下降。

3. 虹视。

4. 头痛。

5. 鼻根酸胀。

6. 可伴有消化道症状　恶心、呕吐、腹痛、便秘、腹泻。

【体征】

1. 视力急剧下降,严重者可降低至手动和光感。

2. 眼压急剧升高,多数在 50mmHg 以上,是引起头痛和眼痛的原因。

3. 结膜睫状充血。

4. 角膜雾状水肿(图 9-1-1)。

5. 中央前房正常或者偏浅,周边前房关闭。

6. 瞳孔中度散大、固定,对光反射消失。

7. 角膜水肿较轻时可见前房内闪辉。

8. 有既往发作史时可见虹膜节段性萎缩。

9. 角膜恢复透明后可见晶状体前囊下青光眼斑(Vogot 斑)(图 9-1-2)。

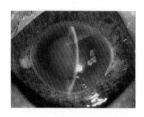 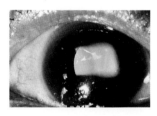

图 9-1-1　急性闭角型青光眼急性大发作眼前节图

图 9-1-2　急性闭角型青光眼急性大发作后青光眼斑

10. 对侧眼表现　具有浅前房、窄房角、晶状体虹膜隔前移等解剖特征。

【诊断】

1. 病史　有急性闭角型青光眼家族史;既往小发作史或者急性发作史。

2. 诱因　有暗环境中停留时间长、全身或者局部使用可导致瞳孔散大的药物、发作前剧烈情感事件、长时间俯卧等。

3. 症状 具有急性发作期典型症状如眼痛眼胀、视力急剧下降、虹视;头痛伴有或不伴有恶心、呕吐。

4. 体征 结膜睫状充血、角膜水肿、瞳孔中度散大、光反射迟钝或者消失、周边前房极度狭窄或者关闭。对侧眼具有浅前房、窄房角、晶状体虹膜隔前移等解剖特征。

【治疗】

1. 药物治疗 对发作时间短(≤12 小时)或者眼压低于 50mmHg 的患者,药物治疗常能取得好的效果,为后续进一步治疗赢得时间;对发作时间长、眼压更高的患者,也应该马上给予药物治疗,降低部分眼压有利于缓解症状、保护视功能,为后续激光治疗或者手术做准备。高渗剂全身用药常能更快降低眼压,并使瞳孔括约肌恢复部分张力,有利于缩瞳剂发挥作用,故此,全身用药可先于局部滴药,或者同时进行。

(1) 全身用药:

1) 高渗剂:异山梨醇口服液(1~3g/kg)或 50% 甘油盐水 1.5~3ml/kg 口服;20% 甘露醇(1~3g/kg)静脉滴注。高渗剂降眼压作用迅速,通常持续 2~4 小时。由于可能引起全身并发症,需注意其禁忌证。有肾功能异常者慎用甘露醇,合并糖尿病、心衰、严重肝病时禁用甘油盐水,肺水肿和心脏病患者则忌用异山梨醇。

2) 碳酸酐酶抑制剂:醋甲唑胺片 50mg 或者乙酰唑胺片 250mg,每日 2 次,首剂加倍。

3) 呕吐不能进食者,首选静脉给药,需同时请内科会诊,纠正可能存在的水电解质平衡紊乱。有严重基础疾病如高血压、糖尿病、心脏病、肝病、肾病的患者,全身用药可能会引起严重并发症,用药前需请内科会诊,并在用药后观察全身情况。

(2) 局部用药:

1) 缩瞳剂:1%~4% 毛果云香碱滴眼液,开始频滴,每 5 分钟 1 次,连用 5~6 次,后改为每日 4 次。

2) α2 受体激动剂:酒石酸溴莫尼定滴眼液,每日 2 次。

3）β受体阻滞剂：盐酸卡替洛尔滴眼液或噻吗洛尔滴眼液，每日2次。

4）碳酸酐酶抑制剂：盐酸布林佐胺滴眼液，每日2次。

5）糖皮质激素激素滴眼液：醋酸泼尼松龙滴眼液，每日4次。

6）局部止疼药：疼痛剧烈患者，不能确保短时间内降低眼压患者，可予4%普鲁卡因或者1%利多卡因2ml做球后注射，可迅速起到止疼作用，使症状缓解，患者能够更好配合后续治疗。

2. 激光治疗　对急性闭角型青光眼急性发作期，激光治疗安全有效。尤其对发作时间不超过48小时的患者，可以起到很好的效果，具备此条件的单位，可以作为首选治疗之一。

角膜水肿、瞳孔散大并不妨碍氩激光周边虹膜成形术，能量180~220mJ，激光斑直径500~700μm，持续时间0.5~0.7秒。激光光斑宜稍稍远离周边房角，此时周边房角已经关闭，太过周边，会导致角膜内皮灼伤。待眼压下降，虹膜张力恢复后行Nd∶YAG激光周边虹膜切开术（图9-1-3）。

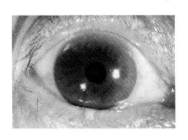

图9-1-3　急性闭角型青光眼氩激光周边虹膜成形术后

对瞳孔已经缩小，角膜恢复透明的患者，可先行Nd∶YAG激光周边虹膜切开术，前后房沟通之后，根据前房角狭窄程度和残余虹膜前粘连范围，以及眼压水平决定是否行氩激光周边虹膜成形术，或者滤过性手术。

3. **手术治疗** 急性发作期手术的风险较大,仅在药物和(或)激光治疗无效的情况下考虑。

(1) 前房穿刺:前房穿刺简单易行,操作时间短,能在短时间内降低眼压。理想的情况下,可在手术室内完成,用 15° 刀在颞上方或颞下方角巩膜缘内 1mm 处做透明角膜切口,切口隧道保证 1~1.5mm,确保切口水密。轻压切口后唇放出部分房水,至指测眼压正常或者稍稍偏低。术后按内眼手术盖敷料、换药,观察病情变化。

不具备手术条件的医疗单位,可以由有内眼手术经验的医生在裂隙灯下完成:表麻后,用清洁抗生素眼药水冲洗结膜囊,头带固定头位,用皮试针头在角巩膜缘内 1mm 处缓慢穿刺入前房,出针时轻压穿刺后放出房水(图 9-1-4)。

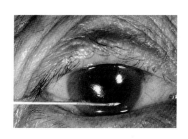

图 9-1-4 裂隙灯下前房穿刺

(2) 周边虹膜切除术:对于发作时间少于 3 天,周边虹膜切除术常能有效降低眼压,并解除瞳孔阻滞。

(3) 小梁切除手术:急性发作期眼部充血严重,同时伴有眼前节炎症反应,手术风险较高,需在快速、充分准备后,由高年资手术医生操作。切除深层巩膜和小梁之前,常规做前房穿刺,放出小量房水,使术眼眼压缓慢降低,同时利于术后前房重建。

(4) 白内障超声乳化摘除加人工晶状体植入:急性发作期经过药物、激光或者周边虹膜切除手术后,眼压降低至 30mmHg 以下时,角膜常能恢复透明。如果发作前就已经合并白内障,可以在角膜恢复透明的情况下考虑白内障超声乳化摘除加人工晶状体植入手术,术中房角分离有助于进一步降低眼压。

第二节　继发性急性闭角型青光眼

　　晶状体半脱位可引发瞳孔阻滞和急性房角关闭,导致继发性急性闭角型青光眼。此外,前部葡萄膜炎可引起前房内炎性细胞、液体渗出及虹膜前粘连,也是继发性急性闭角型青光眼的常见原因。继发性急性闭角型青光眼常导致眼痛、畏光泪流和视力下降,是眼科急诊之一。此类患者中央前房普遍较浅,少数病例甚至可见到整个虹膜与角膜内表面相贴、前房消失,给治疗带来很大困难。

　　新生血管性青光眼、ICE综合征、恶性青光眼也属于继发性闭角型青光眼范畴,因为常导致高眼压和(或)角膜内皮失代偿引起眼痛、畏光、流泪等症导致患者急诊就医,病情反复发作。

一、虹膜前粘连导致继发性急性闭角型青光眼

【常见病因】

1. 前部葡萄膜炎。

2. 角膜基质炎。

3. 巩膜炎。

4. 疱疹性角膜炎。

【症状】

1. 眼痛眼胀。

2. 畏光流泪。

3. 视力下降。

【体征】

1. 患眼视力急剧下降。

2. 眼压升高　常在50mmHg以上,部分患者因眼压过高或者角膜水肿无法用非接触眼压计(NCT)测量眼压。

3. 睫状充血或混合充血。

4. 大范围虹膜与角膜内皮相贴附、粘连,甚至前房消失(图9-2-1)。

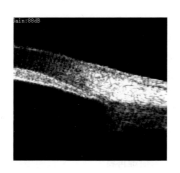

图 9-2-1 UBM 示虹膜与角膜内皮相贴

5. 眼前节炎症表现 房水闪辉、角膜后沉积物、瞳孔缩小、瞳孔闭锁或膜闭等。角膜炎、巩膜炎等分别有角膜和巩膜相应的改变。

6. 病程较长者或者反复发作的患者,在角膜恢复透明之后可见有青光眼性眼底改变。

【治疗】

继发性急性闭角型青光眼的急诊处理原则除了降低眼压、开放前房角,还有原发病的处理。只有原发病得到有效治疗后才能预防房角再次关闭和病情反复。

1. 激光治疗 继发性急性闭角型青光眼根本的原因是急性虹膜周边前粘连导致房角大范围关闭,治疗的关键是采取有效措施,使已经关闭的房角重新开放,并恢复引流功能。氩激光周边虹膜成形术,是目前仅有的可以使新近贴附在小梁网和角膜内表面虹膜重新复位的有效办法。激光能量 180~220mJ,激光斑直径 500~700μm,持续时间 0.7 秒。将激光光斑对准尚未贴附在角膜内皮的虹膜上。对一些晚期的患者,常常仅剩瞳孔区没有贴附上,激光治疗先从这里开始,期间可见激光斑周围的虹膜组织收缩,并从角膜内表面分离开来。后续的激光置于刚从角膜内表面分离开来的虹膜表面,激光所导致的收缩效应又使其邻近的虹膜从角膜内表面分离。以此类推,逐渐将整个虹膜从角膜内表面分离,前房恢复。

术后用糖皮质激素眼药水频点,避免炎症所导致的虹膜前粘连再次发生。同时,伴有虹膜后粘连或者瞳孔闭锁的患者,在氩激光虹膜成形术后,用 Nd:YAG 激光行周边虹膜切开术,以解除瞳孔阻滞。

2. 抗炎治疗 药物抗炎治疗主要起到预防炎症引起的虹膜前粘连再次复发。

(1) 糖皮质激素频点,每 2 小时 1 次。

(2) 非甾体抗炎药物每天 4 次。

3. 手术治疗 全部虹膜前粘连、前房消失的患者,氩激光虹膜成形术很难再将虹膜从角膜内表面分离开来,可能需要借助手术将虹膜分离、重建前房。

二、晶状体半脱位诱发急性闭角型青光眼

晶状体悬韧带松弛、半脱位可引起瞳孔阻滞和继发性急性闭角型青光眼,临床表现类似原发性急性闭角型青光眼,表现为突然起病,眼痛、头疼、视力急剧下降,也可伴有恶心、呕吐等症状。但体征稍有不同。

【症状】

1. 剧烈眼疼、眼胀。

2. 视力下降。

3. 虹视。

4. 头痛。

5. 鼻根酸胀。

6. 可伴有消化道症状 恶心、呕吐、腹痛、便秘、腹泻。

【体征】

1. 视力急剧下降。

2. 眼压急剧升高,多数在 40mmHg 以上。

3. 结膜睫状充血。

4. 角膜雾状水肿。

5. 中央及周边前房均浅,各个象限房角狭窄、关闭程度不一致(图 9-2-2)。

6. 瞳孔正常或轻度散大,对光反应迟钝。

7. 角膜水肿较轻时可见前房内闪辉。

8. 有既往发作史时可见虹膜节段性萎缩。

9. UBM 部分象限晶状体赤道部移位(图 9-2-3)。

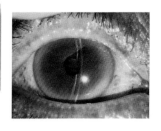

图 9-2-2 晶状体半脱位继发性急性闭角型青光眼中央前房浅

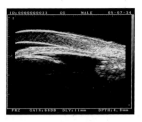

图 9-2-3 晶状体半脱位继发性急性闭角型青光眼 UBM

10. 对侧眼正常或者前房略浅。

【治疗】

晶状体半脱位诱发急性闭角型青光眼还可能存在睫状体环阻滞因素,缩瞳治疗可能会加重阻滞和眼压升高。由于晶状体半脱位诱发急性闭角型青光眼患者中央前房较浅,不适合做前房穿刺和放液治疗。

1. 激光治疗 晶状体半脱位诱发急性闭角型青光眼如果条件容许,首选激光治疗。可以先行氩激光周边虹膜成形术,能量 180~220mJ,激光斑直径 500~700μm,持续时间 0.5~0.7 秒。治疗结束时,在上方瞳孔缘做激光瞳孔缘成形术,有利于解除瞳孔阻滞,加深前房。眼压下降角膜恢复透明后,行 Nd:YAG 激光周边虹膜切开术。

2. 药物治疗

(1) 局部用药:

1) α2 受体激动剂:酒石酸溴莫尼定滴眼液,每日 2 次。

2) β 受体阻滞剂:盐酸卡替洛尔滴眼液或噻吗洛尔滴眼液,每日 2 次。

3) 碳酸酐酶抑制剂:盐酸布林佐胺滴眼液,每日 2 次。

4) 糖皮质激素滴眼液:醋酸泼尼松龙滴眼液,每日 3 次,或者氟米龙滴眼液,每日 3 次。

5) 局部止疼药:疼痛剧烈患者,不能确保短时间内降低眼压者,可予 4% 普鲁卡因或者 1% 利多卡因 2ml 做球后注射。

（2）全身用药：

1）高渗剂：异山梨醇口服液（1~3g/kg）或 50% 甘油盐水 1.5~3ml/kg 口服；20% 甘露醇（1~3g/kg）静脉滴注。需注意用药禁忌。

2）碳酸酐酶抑制剂：醋甲唑胺片 50mg 或者乙酰唑胺片 250mg，每日 3 次，首剂加倍。

3）有多次呕吐未进食进水者，需要请内科会诊，纠正可能存在的水电解质平衡紊乱。

3. 手术治疗

（1）周边虹膜切除术。

（2）小梁切除手术。

（3）白内障超声乳化摘除、囊袋张力环加人工晶状体植入手术。

三、新生血管性青光眼

新生血管性青光眼在房角关闭期常因房水流出受阻导致眼压持续升高，引起眼痛、畏光泪流和视力进一步下降。症状时好时坏，严重时眼痛剧烈，并伴有头痛、恶心呕吐等症状，促使患者急诊就医。

【病因】

1. 缺血型视网膜中央静脉阻塞（CRVO）以及严重的视网膜分支静脉阻塞（BRVO）。

2. 增生性糖尿病视网膜病变（PDR）导致视网膜缺血、无灌注。

3. 眼部缺血综合征（颈动脉阻塞性疾病）。

4. 长期慢性视网膜脱离。

5. 眼内肿瘤。

6. 慢性葡萄膜炎。

7. 慢性持续高眼压。

【症状】

1. 眼痛眼胀。

2. 眼红。

3. 畏光流泪。

4. 视力在原发病基础上进一步下降，晚期患者视力均较差,甚至无光感。

5. 常伴有头痛、恶心、呕吐等。

6. 原发病的症状。

【体征】

1. 视力下降或者无光感。

2. 眼压升高,可达 50mmHg 以上。

3. 角膜水肿(图 9-2-4)。

4. 虹膜新生血管。

5. 瞳孔缘色素层外翻。

6. 房角　早期可见新生血管网越过巩膜突到达小梁网,晚期广泛虹膜前粘连。虹膜 - 房角粘连线表现为平滑的拉链形,相应房角关闭(图 9-2-5)。

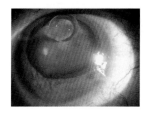

图 9-2-4　新生血管性青光眼前节图

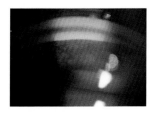

图 9-2-5　新生血管性青光眼房角镜检查

7. 如能透过水肿的角膜,可见青光眼视盘改变。

8. 眼底原发病表现。

【治疗】

新生血管性青光眼在急诊的治疗多属于对症、降眼压治疗,目的是缓解症状,后续对原发病的治疗是重要环节。

1. 药物治疗　高渗剂视全身情况酌情使用,可以有效降低眼内压,碳酸酐酶抑制剂口服,联合局部抗青光眼滴眼液增强降眼压效果,缓解症状。

2. 激光治疗　初发期闭角型新生血管性青光眼,眼内注射抗 VEGF 药物后,房角的新生血管可能消失,为青光眼的治疗提供了一个很好的窗口。可以用大光斑氩激光做周边虹膜成形术,使得部分关闭房角重新开放。

3. 手术治疗

(1) 滤过性手术:新生血管性青光眼属于难治性青光眼,传统小梁切除手术的成功率低,且术中出血风险较高。通常选用复合式小梁切除术或房水引流物植入手术。

(2) 睫状体激光光凝或冷冻治疗:对于视力较差(低于手动)而且恢复无望,或者不具备上述手术条件。经得患者同意,可考虑睫状体激光光凝或者冷冻治疗。

四、虹膜角膜内皮综合征

本病简称 ICE 综合征多见于中年女性,多数单眼发病,表现为角膜内皮细胞异常、角膜水肿,进行性虹膜基质萎缩,广泛周边虹膜前粘连,房角关闭及继发性闭角型青光眼等临床表现。按临床特征不同,可分为原发性虹膜萎缩、Chandler 综合征、Cogan-Reese 综合征(虹膜痣综合征)3 种类型。虹膜前粘连导致大范围房角关闭、眼压升高时,出现眼胀、眼痛、畏光流泪等急性症状。

【症状】

1. 眼痛眼胀。

2. 视力下降。

3. 畏光、流泪。

【体征】

1. 原发性进行性虹膜萎缩(图 9-2-6)

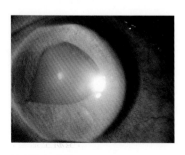

图 9-2-6 ICE 综合征(进行性虹膜萎缩和房角周边前粘连)

（1）瞳孔移位。

（2）虹膜裂孔形成，可形成"双瞳"或者"多瞳"，瞳孔缘色素上皮外翻。

（3）周边前粘连，房角关闭。

（4）角膜正常或轻度水肿。

（5）眼压升高。

2. Chandler 综合征

（1）弥漫性角膜全层水肿。

（2）轻度瞳孔移位。

（3）虹膜基质层萎缩或者无明显变化。

（4）周边虹膜前粘连一般较轻，进展慢。

（5）眼压常正常。

3. Cogan-Reese 综合征

（1）虹膜表面暗黑色带蒂结节，很少有穿孔。

（2）角膜水肿。

（3）房角关闭。

（4）眼压升高。

【治疗】

ICE 综合征患者寻求急诊多由于高眼压和角膜水肿，急诊处理原则包括药物降低眼压和缓解角膜水肿。ICE综合征属于继发性闭角型青光眼，但是激光周边虹膜切开术的禁忌证。

1. 降眼压治疗　高渗剂静滴或口服，可以快速有效降低眼内压。碳酸酐酶抑制剂口服，联合 α2 受体激动剂，和 β 受体阻滞剂局部滴眼。

2. 3% 氯化钠滴眼液可以临时缓解角膜水肿，减轻畏光、流泪症状。

3. 手术治疗　后期常需要复合式小梁切除术或者房水引流物植入手术，以达到长期有效降低眼压。弥漫性角膜水肿可在眼压控制后行角膜内皮移植或者穿透性角膜移植。

五、睫状环阻滞性青光眼（恶性青光眼）

多发生在内眼手术或者激光治疗之后，少数情况下，缩瞳剂、晶状体半脱位或人工晶状体位置异常也可致睫状环阻滞和继发性闭角型青光眼。

【症状】

1. 眼痛、眼胀。
2. 视力下降。
3. 畏光流泪。
4. 可伴有头痛、恶心。

【体征】

1. 眼压升高。
2. 前房变浅(图 9-2-7~ 图 9-2-9)。

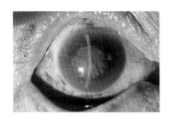

图 9-2-7 恶性青光眼眼前节像

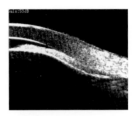

图 9-2-8 恶性青光眼 UBM 检查

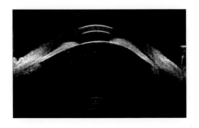

图 9-2-9 恶性青光眼 UBM 全景图

3. 对缩瞳剂治疗无反应或反而加重病情。
4. 散瞳后眼压下降、前房加深。

【治疗】

急诊治疗原则是解除或者缓解睫状环阻滞,恢复前房并降低眼压。

1. 药物治疗

（1）散瞳剂：1% 阿托品眼用凝胶或滴眼液，或 2.5% 去氧肾上腺素（新福林）滴眼液每日 4 次。

（2）高渗剂降眼压：20% 甘露醇静脉滴注（1.2~2g/kg）或异山梨醇口服（1.5mg/kg）。

（3）碳酸酐酶抑制剂：醋甲唑胺或乙酰唑胺口服。

（4）局部降眼压药物：盐酸卡替洛尔滴眼液、酒石酸溴莫尼定滴眼液辅助降眼压治疗。

（5）糖皮质激素滴眼液减轻睫状体水肿和炎症反应。

2. 激光治疗　白内障术后无晶状体眼可行 Nd：YAG 激光后囊及玻璃体前界膜切开术，沟通玻璃体腔和后房，可快速解除睫状环阻滞。

3. 手术　在药物和激光治疗无效的严重病例，常需要选择手术来解除睫状环阻滞并重建前房。

第三节　开角型青光眼

原发性开角型青光眼眼压升高及发病过程隐匿，呈慢性发展过程，极少有急性症状。眼前节炎症、眼部钝挫伤、内眼手术、眼内肿瘤、全身或局部长期使用糖皮质激素等，可在房角开放的情况下引发房水引流障碍和高眼压，属于继发性开角型青光眼。严重时患者有眼痛、眼胀、畏光流泪、视物模糊等不适，或伴有头痛、恶心及呕吐，是眼科急症之一。

一、前部葡萄膜炎继发开角型青光眼

【机制】

前部葡萄膜炎较少引起高眼压，在少数情况下，前部非肉芽肿性葡萄膜炎可能引起急性高眼压及相关症状，导致眼痛眼胀和视力下降。多单眼发病，具体机制尚未完全阐明，可能的原因包括：

1. 小梁网炎症水肿，房水滤过功能障碍。

2. 纤维素性炎性渗出物、炎性细胞阻塞小梁网。

3. 反复使用糖皮质激素滴眼液对小梁网结构或功能

造成损害。

【症状】

1. 眼痛、眼胀。

2. 视物模糊。

【体征】

1. 前房内浮游细胞,或有轻度闪辉。

2. 角膜后可有羊脂状或粉尘状沉积物(图 9-3-1)。

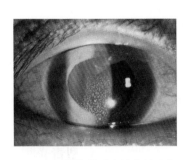

图 9-3-1　前葡萄膜炎继发性开角
青光眼眼前节图

3. 眼压中度升高。

4. 虹膜、瞳孔多无明显异常,较少有角膜水肿。

【急诊处理】

1. 以药物治疗为主,高渗剂静滴或者口服,碳酸酐酶抑制剂口服,辅以 β 受体阻滞剂和 α2 受体激动剂眼药水局部降眼压。

2. 激光治疗　有激光治疗条件可考虑激光小梁成形术。

3. 糖皮质激素和非甾体抗炎有助于消除小梁网水肿。

有研究显示,前部非肉芽肿性葡萄膜炎引发急性高眼压可能与病毒感染有关。急诊处理后,应做相关病毒检测,如若检测到眼部病毒或者病毒核酸存在,立即辅以抗病毒治疗。

二、眼部钝挫伤后高眼压

眼部钝挫伤有时会引起急性高眼压,常需要急诊降眼压治疗。

【机制】

眼部钝挫伤后引起急性高眼压的原因复杂,多数情况下多种因素并存,症状反复。可能的原因有:

1. 前房积血。
2. 小梁网水肿。
3. 房角撕裂。
4. 睫状体水肿。

【临床表现】

除了外伤导致的眼痛、视物模糊,钝挫伤后急性高眼压可能引起头痛、眼胀,视力进一步下降。眼压较高时,出现头痛、恶心及呕吐症状。视力较受伤之前进一步下降,眼压升高(多数在40mmHg以上),角膜水肿,前房积血,可见房水闪辉;部分患者出现晶状体不全脱位、玻璃体疝;房角镜检查可能发现房角撕裂(图9-3-2,图9-3-3)。

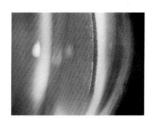
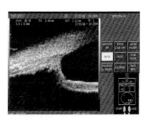

图 9-3-2　眼部钝挫伤致房角撕裂

图 9-3-3　房角撕裂 UBM 图

【急诊处理】

1. 药物治疗　钝挫伤所致急性高眼压,以药物治疗为主。

(1) 高渗剂可以快速有效降低眼压。

(2) 口服碳酸酐酶抑制剂。

(3) 局部滴用降眼压药物,如 β 受体阻滞剂、α2 受体激动剂、局部碳酸酐酶抑制剂,或者上述药物的固定复合制剂。

(4) 糖皮质激素滴眼液可以减轻小梁网和睫状体水肿。

2. 手术治疗　部分患者药物治疗效果不佳,症状难以控制,可能需要根据情况,选择手术治疗。眼外伤所致急性高眼压行前房穿刺放液应该在手术室内进行,因为眼部外伤后,眼前节组织结构及位置可能发生改变,情况复杂,穿刺过程应该轻柔,避免引起出血或二次伤害。再者,一旦术中出现意外,便于立即处理。

(1) 前房穿刺术:表面麻醉或结膜下局部浸润麻醉后,通常在颞下方角膜缘内 1mm 处,尖刀或者针头平行下方瞳孔缘向眼内斜行穿刺,切口在角膜内隧道长 1~1.5mm。轻压切口后唇,缓慢放出房水。切口自闭无需缝合。

(2) 前房穿刺冲洗术:适用于前房内大量新鲜出血,在前房穿刺术的基础上,先放出部分前房水和积血,然后通过钝性弯针头向前房内注入生理盐水或者平衡盐溶液恢复前房,再次轻压切口后唇,缓慢放出前房液体,如此可重复操作 2~3 次,至前房液基本清亮、眼压正常的效果。

(3) 前房注吸术:适合前房内出血凝结呈纤维素血块。于上方角膜缘做 3~3.2mm 切口,用白内障注吸针头伸入前房,直接吸出前房内纤维血块,同时平衡盐溶液予以灌洗置换。遇有较大凝固血块,可先注入粘糖剂分离血块与虹膜或者晶状体,用超声乳化手柄或者玻璃体切割头将凝固的血块粉碎后吸出。

(4) 纤溶酶的应用:在前房冲洗液中加入纤溶酶(如尿激酶)有助于血凝块的松解及软化,便于将其吸出。

(5) 手术结束时,前房内注入生理盐水或过滤空气,恢复前房。结膜下注射地塞米松 2mg,涂 1% 阿托品眼膏和抗生素眼膏,盖无菌敷料并包扎。

值得注意的是,不管采用何种治疗方法,钝挫伤后急性高眼压可能出现病情反复,少数患者甚至持续在 30~40mmHg,需要在精神上对患者有所安抚,避免紧张。研究表明,正常视盘和视神经在 40mmHg 的眼压状态下,可以承受 6~7 天,而不出现视野异常。患者的配合和情绪稳定,有助于取得更好的效果。

三、白内障手术后急性高眼压

详见第八章晶状体疾病。

四、青光眼 - 睫状体炎综合征

又称"青 - 睫综合征",好发于青壮年,男性多于女性。表现为单眼胀痛、视物模糊,多数有反复发作史,是眼科急症之一。

【症状】

1. 眼痛、眼胀。

2. 视物模糊。

3. 眼压较高时出现头痛和眼眶痛。

【体征】

1. 视力下降。

2. 眼压升高,较少出现恶心、呕吐。

3. 可见一个或数个羊脂状 KP。

4. 前房反应轻微,少量浮游细胞和轻微房水闪辉。

5. 房角开放,无周边虹膜前粘连。

【急诊处理】

以药物治疗为主,碳酸酐酶抑制剂口服,局部滴用 β 受体阻滞剂和(或)α2 受体激动剂滴眼液,配合糖皮质激素滴眼液,常能有效降低眼压。

五、色素性青光眼

色素性青光眼患者眼压升高过程缓慢,很少出现急性高眼压。但在剧烈运动或长时间倒立的情况下,前房内色素颗粒分散开来,并沉积前房角和小梁网,导致急性高眼压。

【症状】

1. 在原有基础上出现眼胀、痛。

2. 视物模糊。

3. 可伴有虹视。

【体征】

1. 多数患者(≥60%)在角膜后表面可发现 Krukenberg 色素梭,是色素性青光眼标志性体征之一(图 9-3-4);也可表现为弥漫性色素性 KP。

2. 前房内大量细小色素颗粒,房闪阳性。

3. 中周部虹膜后凹。

4. 虹膜和晶状体表面色素颗粒沉积。

5. 房角镜下可见大量色素颗粒沉积于房角和小梁网(图 9-3-5)。

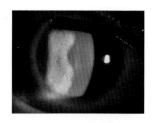

图 9-3-4　角膜后表面
Krukenberg 色素梭

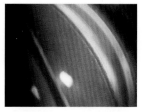

图 9-3-5　色素性青光眼
房角图

6. 眼压升高。

7. 晶状体悬韧带和(或)玻璃体前界膜韧带色素颗粒沉积。

8. 可有典型的青光眼性眼底改变。

【急诊治疗】

色素性青光眼诱发急性高眼压症多数由于剧烈运动或者倒立所致,首先应该嘱咐患者头部制动,并保持安静。同时予碳酸酐酶抑制剂口服,局部滴用 β 受体阻滞剂和 α2 受体激动剂滴眼液,多数能够有效降低眼压。少数患者需要甘露醇静滴,帮助降低急性高眼压。眼压降低后,还需考虑激光或手术治疗。

1. Nd:YAG 激光虹膜切开术(LPI)解除反向瞳孔阻滞。

2. 选择性激光小梁成形术(SLT)改善房水流畅系数。

3. 药物和激光治疗无效时,应尽早考虑抗青光眼手术治疗,复合式小梁切除术常能取得良好效果。

六、晶状体溶解性青光眼

【机制】

1. 过熟期白内障大分子量晶状体蛋白透过完整的晶状体囊膜渗入前房,引起炎症反应。

2. 大分子量晶状体蛋白阻塞小梁网。

3. 吞噬了晶状体蛋白的巨噬细胞以及炎症细胞阻塞小梁网。

4. 炎症反应导致小梁细胞水肿、变性。

【症状】

多数突然起病,类似急性闭角型青光眼急性发作,但房角开放。

1. 眼痛、眼胀。

2. 头痛、恶心、呕吐。

3. 畏光流泪。

4. 视力进一步下降。

【体征】

1. 结膜混合充血。

2. 角膜水肿。

3. 前房深或正常,前房内有白色或褐黄色小片样物质随房水在前房内循环,严重时可见假性前房积脓。

4. 部分病例在虹膜表面出现棉絮状白色晶状体皮质,甚至充满整个前房。

5. 白内障过熟期表现 囊膜皱缩、皮质液化、核下沉等。

6. 房角开放,虹膜根部、巩膜突及小梁网可见散在灰白色或褐黄色小点状、片状沉积物。

7. 眼压显著升高。

【治疗】

全身和局部降眼压药物联合使用有助于尽快降低眼压;糖皮质激素滴眼液和睫状肌麻痹剂有助于缓解症状及眼前节炎症。药物治疗无效时,可考虑前房穿刺、冲洗。

待眼压降低后,尽早行白内障摘除术。

七、晶状体颗粒性青光眼

【机制】

1. 眼外伤或白内障手术后晶状体皮质进入前房并膨胀分解形成晶状体颗粒,阻塞小梁网,导致急性高眼压。

2. 晶状体颗粒常导致炎症反应,晚期可引起虹膜前、后粘连,房角关闭。

【症状】

通常在白内障手术后或外伤晶状体破裂后数日出现。

1. 眼痛。

2. 眼红。

3. 畏光流泪。

4. 视力下降。

【体征】

1. 角膜水肿。

2. 前房深,房水中可见晶状体皮质颗粒,闪辉阳性。疏松的晶状体皮质沉积在下方房角时,类似于前房积脓。

3. 眼压升高。

【治疗】

通过药物治疗降低眼压,高渗剂和碳酸酐酶抑制剂静滴或口服降低眼压,局部滴用 β 受体阻滞剂和 α2 受体激动剂;糖皮质激素滴眼液和睫状肌麻痹剂有助于缓解症状及眼前节炎症。待眼压降低后,尽早行前房冲洗术和白内障摘除术。

八、晶状体过敏性青光眼

较少见,系个体对自身晶状体蛋白发生免疫反应所致。

【机制】

1. 外伤或白内障手术后晶状体蛋白进入前房或玻璃体腔内,并成为抗原,启动过敏反应和炎症。当炎症累及小梁网,房水流畅系数降低,导致眼压升高。

2. 晶状体溶解性青光眼和晶状体颗粒性青光眼的发

病机制可能同时存在于晶状体过敏性青光眼。

【症状】

1. 眼痛。

2. 眼红。

3. 视力下降。

【体征】

1. 睫状充血或混合充血。

2. 前房深或正常,房水闪辉阳性。

3. 眼压升高。

【治疗】

糖皮质激素控制或减轻过敏反应,辅以碳酸酐酶抑制剂、高渗剂及 β 受体阻滞剂和 α2 受体激动剂降眼压治疗。

九、血影细胞性青光眼

【机制】

血影细胞性青光眼是指眼外伤、手术后或眼内出血性疾病导致玻璃体积血和(或)前房积血,经过一段时间后,眼内红细胞变性为球形、棕褐色或黄褐色血影细胞(ghost cell)。血影细胞进入前房后阻塞小梁网,导致眼压升高。

【症状】

1. 眼内出血后出现急性青光眼症状。

2. 眼痛。

3. 畏光流泪。

4. 视力下降。

【体征】

1. 裂隙灯下角膜内表面及前房内大量黄褐色血影细胞。

2. 角膜水肿。

3. 眼压升高。

4. 房角开放,小梁网可见黄褐色细胞附着。

5. 房水或玻璃体液细胞学检查 可见到血影细胞。

【治疗】

药物治疗效果一般较差,前房冲洗是比较理想的治疗方法。玻璃体血影细胞较多,需联合玻璃体切除术。

十、溶血性青光眼

溶血性青光眼多发生在眼内大量出血后数天至数周不等,突然发病,表现为急性开角型青光眼。

【机制】

小梁网间隙被溶解的红细胞碎屑、血红蛋白、吞噬了红细胞及血红蛋白的巨噬细胞所阻塞。

【症状】

1. 眼痛、眼胀。

2. 畏光流泪。

3. 视力进一步下降。

【体征】

1. 结膜混合充血。

2. 角膜水肿。

3. 眼压升高。

4. 前房内找到内含色素的巨噬细胞对诊断具有重要意义。

【治疗】

可用高渗剂及碳酸酐酶抑制剂降低眼压,辅以 β 受体阻滞剂和 α2 受体激动剂。如果药物治疗无效,尽早做前房冲洗术。

十一、糖皮质激素性青光眼

【机制】

1. 糖皮质激素长期抑制透明质酸酶释放,导致小梁组织中糖胺多糖蓄积,小梁网水肿。

2. 糖皮质激素可抑制小梁内皮细胞的吞噬功能,使房水中的碎屑沉积于小梁网,影响房水向外引流。

【临床表现】

有明确的糖皮质激素使用病史。早期可无眼部症状;中晚期眼压升高伴有眼胀眼痛,症状反复发作。眼前节表现类似原发性开角型青光眼,部分患者合并有白内障。

【治疗】

1. 以局部抗青光眼用药为主,眼压超过 40mmHg 时,考虑使用高渗剂和碳酸酐酶抑制剂。

2. 停药或换用低浓度、低剂量糖皮质激素。

3. 定期监控眼压。

4. 眼压控制不理想,或者晚期青光眼损害时,需及时考虑滤过性抗青光眼手术。

十二、剥脱综合征继发性青光眼

【机制】

剥脱综合征继发性青光眼具体机制尚未阐明,目前认为可能的原因有:

1. 剥脱物质阻塞房角及小梁网导致滤过通道阻塞。

2. 剥脱物质可造成小梁内皮细胞损伤,使其对小梁网中组织、细胞碎屑的吞噬和清除能力下降。

【症状】

1. 早期可无症状。

2. 可出现眼胀、眼痛、视力下降等。

【体征】

1. 灰白色头皮屑样物质沉积于瞳孔缘、角膜内皮、晶状体前囊、小梁网、悬韧带、玻璃体等处(图9-3-6)。

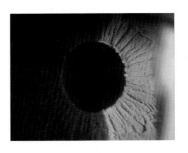

图 9-3-6 囊膜剥脱综合征瞳孔缘
白色头皮屑样物质

2. 晶状体前囊表面可形成特征性的表现 中央盘、周边颗粒带、中间透明带。

3. 前房角色素沉着。

4. 眼压升高。

5. 青光眼性眼底改变。

【治疗】

1. 药物降眼压为主,参照原发性开角型青光眼用药原则。

2. 选择性激光小梁成形术(SLT)有助于进一步降低眼压。

3. 药物和激光治疗无效时,尽早考虑抗青光眼手术。

第四节　眼内肿瘤继发性青光眼

无论眼内原发性肿瘤还是转移性肿瘤,均可能导致青光眼的发生。肿瘤引发高眼压和青光眼的机制复杂,常多种因素并存。

【机制】

1. 瘤体不断生长使眼内容积增加。

2. 脱落的肿瘤细胞阻塞小梁网间隙。

3. 游离色素及细胞碎屑被巨噬细胞吞噬并阻塞小梁网。

4. 赤道部后方肿瘤可能压迫涡静脉,导致脉络膜血液回流障碍和脉络膜膨胀。

5. 长期瘤体存在可引起虹膜新生血管。

6. 肿瘤组织直接浸润、侵犯小梁组织。

7. 瘤体推挤晶状体虹膜隔前移,导致房角狭窄甚至关闭。

【临床表现】

眼内肿瘤所导致的青光眼一般呈缓慢、逐渐发展的过程,较少出现急性青光眼及相关症状。但在一些诱发因素的作用下:如眼部钝挫伤、散瞳、放化疗、瘤体破裂导致眼内出血等,可在原有基础上,出现急性青光眼表现,表现为突然出现眼痛、眼胀、畏光,甚者出现头疼、恶心及呕吐,需要急诊降眼压治疗(图 9-4-1)。

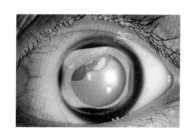

图 9-4-1　睫状体肿瘤眼前节图

【急诊处理】

眼内肿瘤引发急性青光眼的处理以药物和激光为主，避免切开性手术，防止肿瘤细胞通过手术通道扩散。高渗剂和碳酸酐酶抑制剂有助于临时降低眼压，辅以 β 受体阻滞剂和派立明滴眼液局部滴用。房角开放时，选择性小梁成形和氩激光小梁成形术有助于长期降低眼压，缓解症状。

第十章

葡 萄 膜 炎

第一节　急性前葡萄膜炎

【病因】

1. 特发性，原因不明。

2. 内眼术后　导致内眼术后前葡萄膜炎的原因包括感染性因素和非感染性因素。

3. 人类白细胞抗原(HLA)-B27 或与 HLA-B27 相关的前葡萄膜炎　常和全身性疾病相关，例如强直性脊柱炎、炎症性肠病、反应性关节炎、银屑病性关节炎等。

4. 葡萄膜炎 - 青光眼 - 前房积血(UGH)综合征　常继发于 IOL 的刺激，尤其是闭襻型前房型人工晶状体。

5. 外伤　眼外伤可导致血房水屏障功能破坏，导致前节炎症。

6. 青光眼睫状体炎综合征　最初认为与免疫相关，但近期研究认为其可能与病毒感染相关。

7. 晶状体源性葡萄膜炎　该病与晶状体囊膜破裂，晶状体蛋白释放，诱发免疫反应相关。临床常见于外伤晶状体囊膜破裂、过熟期白内障、白内障术后皮质残留等。

8. 眼前节缺血　由眼睫状动脉供血不足引起，与细胞反应不成比例的闪辉与疼痛，多与外伤、手术等因素有关。

9. 其他疾病　莱姆病、Behçet 病、立克次体感染、腮腺炎、川崎病、流行性感冒以及 EB 病毒、巨细胞病毒、单纯疱疹性病毒感染。

【症状】

1. 眼红。

2. 眼痛。

3. 畏光流泪。

4. 视力下降。

【体征】

1. 睫状充血。

2. 角膜后壁沉着物（KP）　颗粒状 KP 多见于疱疹病毒、Fuchs 虹膜异色睫状体炎等。非肉芽肿性 KP 见于 HLA-B27 相关葡萄膜炎、幼年关节炎相关前葡萄膜炎等。肉芽肿性 KP 见于结节病、结核、交感性眼炎、Vogt- 小柳原田综合征等。

3. 房水混浊　Tyndall 征（房水闪辉）阳性，严重者，前房可见纤维素性渗出，甚至发生前房积脓。

4. 虹膜改变　虹膜后粘连。虹膜萎缩多见于疱疹病毒感染。虹膜结节多见于结节病、梅毒、结核等肉芽肿性葡萄膜炎，如虹膜结节位于瞳孔缘称为 Koeppe 结节，位于虹膜前表面称为 Busacca 结节。

5. 瞳孔改变　瞳孔缩小。有瞳孔后粘连者，应用散瞳药后瞳孔呈花瓣状。渗出严重者，可见瞳孔闭锁或瞳孔膜闭。

6. 其他

（1）青光眼睫状体炎综合征：可有反复发作的急性眼压增高，角膜水肿，羊脂状 KP，常无虹膜后粘连。

（2）Behçet 病：急性前房积脓，常伴视网膜血管炎和出血。伴有口腔溃疡、生殖器溃疡、结节性红斑等。

（3）眼前节缺血：由眼睫状动脉供血不足引起，与细胞反应不成比例的闪辉与疼痛。

（4）晶状体源性：可见晶状体囊膜破裂，术后残留晶状体皮质以及过熟期白内障的临床表现。

（5）内眼术后：内眼术后都会有炎症反应，但反应严重且伴有剧烈疼痛者，要考虑眼内炎的可能。

【治疗】

1. 睫状肌麻痹剂　1% 阿托品眼用凝胶，3 次 /d。炎症轻者可用复方托吡卡胺滴眼液活动瞳孔。

2. 局部应用糖皮质激素　1% 醋酸泼尼松龙滴眼液

或妥布霉素地塞米松滴眼液,4~6 次 /d。重症患者可增加点药频次,并根据炎症严重程度调整剂量。

3. 局部应用非甾体抗炎药　普拉洛芬滴眼液,4~6 次 / 天。

4. 病因治疗　如晶状体源性,可手术摘除晶状体或残留皮质;强直性脊柱炎,非甾体抗炎药物治疗;Behçet 病需全身应用糖皮质激素或免疫抑制剂治疗等。

5. 对症治疗　继发青光眼者,抗青光眼药物治疗;瞳孔闭锁或膜闭者,考虑 YAG 激光周边虹膜切开术。房角关闭药物治疗不能阻止病情进展者,可行滤过性手术。

6. 内科或风湿免疫科治疗。

第二节　中间葡萄膜炎

【病因】

1. 特发性,中间葡萄膜炎好发于儿童和青年人。

2. 其他　结节病、多发性硬化、Lyme 病等。

【症状】

1. 黑影漂浮。

2. 视力下降。

3. 眼红、眼痛在中间葡萄膜炎较为少见。

【体征】

1. 周边视网膜可见白色"雪堤"样渗出。

2. 玻璃体内可见"雪球"样混浊。

3. 视盘水肿。

4. 视网膜血管渗漏。

5. 黄斑囊样水肿。

6. 周边视网膜血管鞘和新生血管。

7. 继发改变　并发性白内障、青光眼、视网膜前膜、视网膜脱离等。

【治疗】

1. 首先应明确致病原因,除外梅毒、结核、淋巴瘤、结节病、炎性肠病、多发性硬化等原因所致葡萄膜炎。

2. 局部应用糖皮质激素　1% 醋酸泼尼松龙滴眼液,

每 1~2 小时 1 次。

3. 半球后注射长效糖皮质激素　甲泼尼龙,40mg,每 1~2 个月重复注射,直到视力和黄斑水肿稳定为止。

4. 视力无改善者,全身应用糖皮质激素:醋酸泼尼松片,40~60mg,每日 1 次,并根据病情将药物剂量逐渐减量。

5. 病情顽固时可考虑用免疫抑制剂。如甲氨蝶呤或环孢素等。

6. 针对周边视网膜血管闭塞区可进行激光光凝治疗。

7. 药物治疗效果差或合并玻璃体积血或视网膜脱离时,可考虑玻璃体切除手术。

第三节　后葡萄膜炎

【病因】

1. 外源性

(1) 外伤或术后眼内炎。

(2) 眼部损伤后机械性、化学性、异物等刺激引起的眼内炎症改变。

2. 内源性

(1) 感染性:

1) 内源性眼内炎:细菌或真菌血行播散至眼内引起。大部分患者机体抵抗力下降同时伴有败血症,其中静脉注射药物滥用、留置导尿管、糖尿病、肠道等脏器手术史是内源性眼内炎的危险因素。

2) 梅毒:由梅毒螺旋体感染引起,梅毒的眼部表现与多种葡萄膜炎类似。

3) 结核:由肺或全身其他病灶的结核分枝杆菌通过血行播散至眼组织引起。

4) 病毒感染:巨细胞病毒、单纯疱疹病毒、水痘 - 带状疱疹病毒、HIV 等。病毒感染视网膜组织后临床表现各异,主要取决于病毒的致病作用及宿主的免疫应答强度。

5) 弓形虫病:由刚地弓形虫感染引起。猫科动物是弓形虫的唯一终宿主,人作为中间宿主,多通过污染弓形虫滋养体的饮食而感染弓形虫病。弓形虫病也可通过胎盘传播。

6) 弓蛔虫病：由犬弓蛔虫或猫弓蛔虫导致的感染性疾病，人类多通过食用被弓蛔虫污染的饮食而感染。

(2) 非感染性：

1) VKH综合征：又被称为葡萄膜脑膜炎综合征，是一种累及双眼的、肉芽肿性全葡萄膜炎，随后可出现头痛、耳鸣和皮肤损害等临床症状。

2) Behçet病：该病是一种病因不清，以反复发作口腔溃疡、生殖器溃疡、葡萄膜炎及皮肤损害等多器官、组织损害为特征的炎症性疾病。

3) 结节病：该病是一种可累及肺、皮肤、淋巴结、眼和神经系统等多系统、器官的肉芽肿性疾病。

4) 急性后极部多发性鳞状色素上皮病变（APMPPE）：典型表现为双眼后极部视网膜外层多发性、奶油样鳞状病变，发病机制不明，目前认为该病发生与脉络膜毛细血管小叶发生缺血性病变所致。

5) 多病灶脉络膜炎：主要表现为双眼特发性、炎症性脉络膜病灶，多发生于青年人。

6) 急性视网膜色素上皮炎（Krill病）：急性期表现为黄斑区暗灰色小点状或细小色素性点状病变，病变周围有黄色晕环。

7) 鸟枪弹样脉络膜视网膜病变：表现为双眼、多个低色素性脉络膜病灶，该病发病有种族特异性，高加索人常见。

8) 匐行性脉络膜炎：该病可从视盘周围或黄斑区以匐行方式进展，累及脉络膜、脉络膜毛细血管和视网膜色素上皮的炎症性疾病。

9) 多发性一过性白点综合征（MEWDS）：该病是一种急性起病，累及外层视网膜的多灶性、炎症性视网膜脉络膜病变，炎症病灶可自发消退。

【症状】

1. 视力下降。

2. 眼前黑影。

3. 闪光感。

4. 视物变形。

5. 如伴有前节炎症,可出现畏光、眼红、眼痛。

【体征】

1. 脉络膜渗出病灶　多呈灰白色,位于血管下方,形态大小不一。

2. 玻璃体混浊　因病因不同,玻璃体混浊程度表现各异。

3. 视网膜水肿,血管鞘。

4. 可有视盘水肿。

5. 可有囊样黄斑水肿。

6. 眼前节炎症表现。

7. 继发性改变　白内障、青光眼、视网膜前膜、脉络膜新生血管、渗出性视网膜脱离等。

【治疗】

1. 非感染性后葡萄膜炎

(1) 全身应用糖皮质激素:醋酸泼尼松,1mg/(kg·d),口服。根据用药后反应逐渐减量。对于严重病例,可用甲泼尼龙,1g/d,静脉滴注,连续 3 天,然后改为醋酸泼尼松口服治疗。

(2) 免疫抑制剂:甲氨蝶呤、硫唑嘌呤等。

2. 感染性后葡萄膜炎

(1) 针对感染病原体进行针对性抗感染治疗。

(2) 全身糖皮质激素治疗:前提条件是在全身糖皮质激素治疗前要有针对性的抗感染治疗。

具体治疗方案因疾病不同而异,见以下各章节。

一、Vogt- 小柳 - 原田综合征(VKH 综合征)

【症状】

1. 双眼视力下降、视物模糊、眼前黑影。

2. 神经系统表现　头痛、头晕、颈强直、恶心、呕吐。

3. 听力障碍和耳鸣。

4. 部分患者可伴有眼红和眼痛。

5. 皮肤、毛发改变　白癜风,头发变白,病程晚期可发生脱发。

【体征】

1. 急性期（图 10-3-1~ 图 10-3-3）

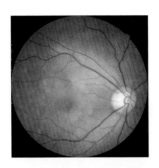

图 10-3-1　Vogt- 小柳 - 原田综合征眼底像

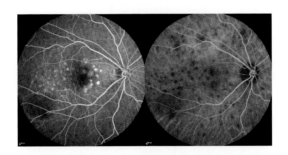

图 10-3-2　Vogt- 小柳 - 原田综合征 FFA

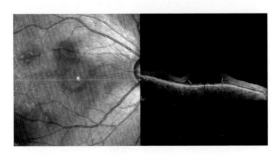

图 10-3-3　Vogt- 小柳 - 原田综合征 OCT

（1）脉络膜增厚、渗出。

（2）视盘充血、水肿。

（3）视盘周围视网膜水肿,黄斑区多灶性浆液性、渗出性视网膜脱离。

（4）玻璃体混浊。

（5）累及前节可有前房闪辉、羊脂状KP以及虹膜结节。

（6）FFA检查造影早期在病灶区域可见多发、针尖状荧光素渗漏点,并迅速扩大,晚期呈多湖状荧光积存,视盘荧光增强。

（7）OCT检查多发神经上皮脱离,典型患者可出现多隔样结构、膜样结构特征性改变。

2. 恢复期

（1）晚霞样眼底改变。

（2）色素斑。

（3）钱币状脉络膜视网膜脱色素瘢痕。

（4）赤道部可见Dalen-Fuchs结节。

3. 继发性改变

（1）虹膜前、后粘连。

（2）继发青光眼。

（3）并发白内障。

（4）脉络膜新生血管。

4. 全身改变

（1）听力:耳聋、耳鸣、眩晕。

（2）皮肤:白斑、白发、脱发。

（3）神经系统表现:颈强直、瘫痪、脑炎等。

【治疗】

1. 全身糖皮质激素　醋酸泼尼松,1mg/（kg·d）,口服。随病情好转,缓慢减少激素用量。注意糖皮质激素长期应用的全身副作用。

2. 局部糖皮质激素　1%醋酸泼尼松龙,1次/h,并根据病情变化,调整局部糖皮质激素用量。

3. 局部睫状麻痹剂　1%阿托品眼用凝胶,3次/d。

4. 免疫抑制剂　对于不能耐受全身糖皮质激素治疗或糖皮质激素治疗效果欠佳的患者,可考虑联合免疫抑制剂治疗,如甲氨蝶呤、硫唑嘌呤等。

5. 神经内科会诊。

二、Behçet 综合征

【症状】

1. 双眼视力下降。

2. 眼痛。

3. 畏光流泪。

4. 眼前黑影。

5. 反复口腔溃疡。

6. 反复生殖器溃疡。

7. 皮肤改变。

【体征】

1. 眼前节表现

(1) 反复发作的虹膜睫状体炎,可伴有并发性白内障或继发性青光眼。

(2) 可伴有前房积脓。

2. 眼后节表现

(1) 脉络膜视网膜病变:早期可表现为视网膜血管炎、视网膜炎、视网膜出血、视网膜毛细血管闭塞,晚期可发生视网膜新生血管、牵拉性视网膜脱离、黄斑水肿、视网膜萎缩等(图 10-3-4,图 10-3-5)。

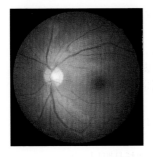 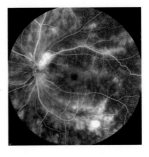

图 10-3-4 Behçet 综合征眼底像　　图 10-3-5 Behçet 综合征 FFA

(2) 视盘病变:早期可发生视盘水肿,晚期可发生视神经萎缩。

(3) 玻璃体混浊:可由于玻璃体炎或玻璃体积血所致。

3. 全身表现

(1) 反复发作的口腔溃疡。

(2) 反复发作的生殖器溃疡。

(3) 关节:单发或多发性关节炎。

(4) 皮肤:红色丘疹、结节性红斑等。

(5) 胃肠道:血便、腹痛、恶心、呕吐等。

(6) 血管:上、下腔静脉阻塞、血栓。

(7) 中枢神经系统:静脉窦血栓、脑膜脑炎、神经精神症状等。

【治疗】

1. 全身应用糖皮质激素　醋酸泼尼松 30~40mg,1 次 /d 口服。重症者可静脉滴注糖皮质激素药物及时控制眼部炎症反应。

2. 大部分患者需全身使用或联合免疫抑制剂药物控制眼内炎症:环磷酰胺 50mg,3 次 /d,或 200mg,静脉注射。环孢素,125~300mg,1 次 /d。另外还有甲氨蝶呤、雷公藤总苷等免疫抑制剂。使用免疫抑制剂要注意全身副作用。

3. 上述治疗方法无效或效果差的顽固性 Behçet 综合征患者可考虑使用干扰素、英夫利昔单抗等生物制剂治疗。

三、急性视网膜坏死

【症状】

1. 视物模糊、急性视力下降。

2. 眼前黑影。

3. 眼痛。

4. 不同程度的眼红。

【体征】

1. 视网膜　周边视网膜多发、黄白色视网膜坏死病灶,逐渐扩大融合,可累及后极部。病变与正常视网膜边界清楚。闭塞性视网膜血管病变,累及动脉为主。晚期可继发孔源性或牵拉性视网膜脱离(图10-3-6~图10-3-9)。

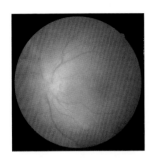

图 10-3-6 急性视网膜坏死眼底像

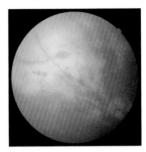

图 10-3-7 急性视网膜坏死眼底像

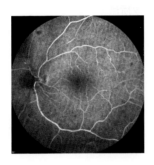

图 10-3-8 急性视网膜坏死FFA

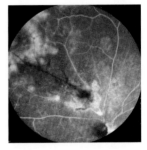

图 10-3-9 急性视网膜坏死FFA

2. 玻璃体 高度混浊,重度玻璃体炎。

3. 视盘水肿,晚期可继发缺血性视神经病变。

4. 前节炎症反应。

【治疗】

1. 抗病毒治疗 静脉注射抗病毒药物:阿昔洛韦,10mg/kg,静脉滴注,1 次 /8h。更昔洛韦,5mg/kg,静脉滴注,1 次 /12h。玻璃体腔注射抗病毒药物:更昔洛韦1~2mg/0.1ml,每周 1~2 次。口服抗病毒药物:伐昔洛韦

1000mg 口服，3 次 /d。泛昔洛韦 500mg 口服，3 次 /d。

2. 全身糖皮质激素治疗 全身抗病毒治疗至少 24 小时后使用，经典口服糖皮质激素剂量为 0.5~1mg/d，每日 1 次，用药 5~7 天后逐渐减量。

3. 全身应用抗凝药 拜阿司匹林 0.1g，1 次 /d。

4. 有眼前节炎症时，可用糖皮质激素和睫状肌麻痹剂。1% 泼尼松龙滴眼液，1 次 /2~6h，1% 阿托品眼用凝胶，3 次 /d。

5. 眼压升高，降眼压药物治疗。

6. 如屈光间质清晰度允许，可对周边视网膜坏死区进行激光光凝包绕来预防孔源性视网膜脱离的发生，但其有效性尚存争议。

7. 发生孔源性视网膜脱离患者可接受玻璃体切除联合眼内硅油填充术，多数患者因合并视神经萎缩，最终视力预后不佳。

四、巨细胞病毒性视网膜炎

【症状】

1. 视力下降。

2. 眼前黑影。

3. 视野缺损。

4. 视物变形。

5. 疼痛、畏光少见，部分可没有临床症状。

【体征】

1. 视网膜 奶油状、黄白色全层视网膜混浊，出血。病变区域视网膜血管狭窄、阻塞和白鞘。可有视网膜脱离（图 10-3-10，图 10-3-11）。

2. 玻璃体 轻度混浊。

3. 眼前节改变 可有轻微的房水闪辉和 KP。

【治疗】

1. 抗巨细胞病毒治疗 静脉注射抗病毒药物：更昔洛韦，5mg/kg，静脉滴注，1 次 /12h，连续 2 周，之后改为 5mg/kg，静脉滴注，1 次 /d 维持治疗。玻璃体腔注射抗病毒药物：更昔洛韦 2mg/0.1ml，每周 1~2 次。口服抗病毒药

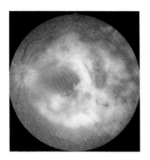

图 10-3-10　巨细胞病毒性
视网膜炎眼底像

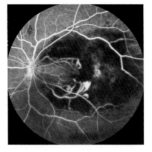

图 10-3-11　巨细胞病毒性
视网膜炎 FFA

物:缬更昔洛韦 900mg 口服,2 次 /d,连续 2 周,改为更昔
洛韦 900mg 口服,1 次 /d,维持治疗。

2. 强效联合抗病毒治疗　鸡尾酒疗法。

3. 视网膜脱离的处理　未累及黄斑者,可行激光治
疗;已累及黄斑者,可考虑行玻璃体切除联合硅油填充术。

五、HLA-B27 相关性葡萄膜炎

【症状】

1. 急性视力下降。

2. 眼痛。

3. 畏光、流泪。

4. 双眼多反复发作,同时发作少见。

5. 全身不适主诉　慢性后背疼痛、关节炎、口腔溃
疡、排尿疼痛、胃肠道症状、皮疹。

【体征】

1. 细小的角膜后沉着物。

2. 前房反应　房水闪辉重,细胞较多,可见纤维素性
渗出,重者可发生前房积脓。

3. 虹膜后粘连。

4. 睫状体水肿。

5. 骶髂关节 X 线片显示硬化和关节结合处变窄。

6. HLA-B27 阳性率高达 90%。

111

【治疗】

见前葡萄膜炎治疗。

六、交感性眼炎

【症状】

1. 双眼疼痛、眼红、畏光流泪。

2. 视力下降。

3. 眼前黑影、闪光感。

4. 单眼有穿孔伤或内眼手术史（通常 4~8 周，可在 5 天到 60 年内发生，99% 的病例发生在 1 年以内），非受伤眼有炎症反应。

【体征】

1. 双眼严重的前房炎症反应，可见大的、羊脂状 KP。

2. 虹膜 虹膜周边前粘连、虹膜后粘连、虹膜新生血管。

3. 瞳孔阻滞。

4. 葡萄膜增厚，双侧多灶性脉络膜炎。

5. 视网膜 视盘水肿，渗出性视网膜脱离，黄斑水肿，视网膜下黄白色病灶。赤道部视网膜可出现结节状、黄白色视网膜色素上皮病变（Dalen-Fuchs 结节）（图 10-3-12，图 10-3-13）。

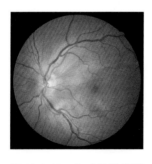 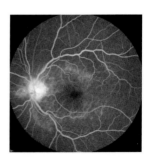

图 10-3-12　交感性眼炎眼底像　　图 10-3-13　交感性眼炎 FFA

6. 白内障。

7. 其他 该病最早期的体征表现为未受伤眼的适应

性调节丧失，或轻度前或后葡萄膜炎，晚期病变包括晚霞状眼底、视神经萎缩、脉络膜新生血管和眼球萎缩。

【治疗】

1. 在交感性反应发生前摘除外伤后视力丧失眼（外伤后 7~14 天）。

2. 糖皮质激素

（1）局部应用：1% 泼尼松龙，1 次 /1~2h；地塞米松 4~5mg，结膜下注射，2~3 次 /w；曲安奈德 40mg，半球后注射。

（2）全身应用：醋酸泼尼松，1mg/（kg·d），口服，维持 5~7 天，随病情好转，缓慢减少糖皮质激素用量。注意糖皮质激素长期应用的全身副作用。

3. 睫状肌麻痹剂　1% 阿托品眼用凝胶，3 次 /d。

4. 免疫抑制剂　由于大部分患者需要长期治疗，为减少全身糖皮质激素使用剂量和缩短使用时间，通常需要联合免疫抑制剂治疗，常用免疫抑制剂包括甲氨蝶呤、环孢素等。

七、眼内炎

【病因】

1. 术后（占 70%）

（1）急性：内眼手术后 6 周之内发病。眼内炎玻璃体切除研究报道白内障术后或二期人工晶状体植入术后的急性眼内炎患者中，69% 玻璃体细菌培养阳性，最常见的病原体为凝固酶阴性葡萄球菌。

（2）迟发性：内眼手术后 6 周以后发病。术后迟发性眼内炎常见的病原体有痤疮丙酸杆菌、真菌和低毒力的革兰阳性菌和革兰阴性菌。

（3）滤过泡相关眼内炎：通常在小梁切除术后数月至数年内发病。多数患者并无滤过泡的破裂，推测病原体穿过结膜导致眼内感染。

2. 外伤后（20%）　外伤后发生的眼内炎通常引起严重的眼痛、眼红和视力下降。

3. 内源性（2%~15%）

（1）内源性眼内炎多发于机体抵抗力下降，同时伴有败血症,使细菌或真菌血行播散至眼内所致。

(2) 静脉注射药物滥用、留置导尿管、糖尿病、肝、胆、肺等脏器感染、酗酒、免疫系统紊乱和腹部手术史患者为该病的高发人群。

【症状】

1. 眼痛。

2. 突发性视力下降。

3. 眼红。

4. 脓性分泌物。

5. 畏光流泪。

6. 头痛。

7. 发热。

【体征】

1. 严重的前房炎症反应,多伴有前房积脓或纤维素性渗出。

2. 眼睑红肿,结膜水肿、充血、巩膜血管扩张,角膜浸润、水肿。

3. 严重的玻璃体炎。

4. 视网膜 可伴或不伴有 Roth 斑、棉絮斑、视网膜血管炎,重症者眼底红光反射消失。

【治疗】

1. 取房水或玻璃体行细菌、真菌培养联合药物敏感试验。

2. 玻璃体腔注药

(1) 万古霉素 1mg/0.1ml。

(2) 头孢他啶 2.25mg/0.1ml。

(3) 地塞米松 0.4mg/0.1ml。

(4) 真菌感染:两性霉素 B 5μg/0.1ml 或伏立康唑 50~100μg/0.1ml,禁用糖皮质激素。

3. 结膜下注射

(1) 万古霉素 25mg。

(2) 头孢他啶 100mg。

(3) 地塞米松 4~8mg/0.5ml 或氟羟泼尼松龙 40mg/0.5ml 与敏感抗生素联合使用。

4. 局部滴眼液强化治疗

（1）抗生素滴眼液：万古霉素 50mg/ml，1 次 /h；头孢他啶 100mg/ml，1 次 /h。

（2）糖皮质激素滴眼液：1% 醋酸泼尼松龙眼液，1 次 /h。

（3）抗真菌滴眼液：加用两性霉素 B 1.0~2.5mg/ml，1 次 /h 或那他霉素 50mg/ml，1 次 /h。

5. 全身用药

（1）万古霉素 1g，静脉滴注，1 次 /12h。

（2）头孢他啶 1g，静脉滴注，1 次 /12h。

（3）真菌感染：加用两性霉素 B 0.25~1.0mg/（kg·d），缓慢静脉滴注。

6. 睫状肌麻痹剂　1% 阿托品眼用凝胶，2 次 /d。

7. 重症眼内炎以及轻中度眼内炎经治疗无效者，应行玻璃体切除术，联合抗生素与糖皮质激素注射。

玻璃体疾病

第一节　玻璃体混浊

【诱因】

1. 年龄　随年龄增长,逐渐玻璃体液化,透明玻璃体呈现混浊状态。

2. 高度近视。

【症状】

飞蚊症,眼前黑影,随眼球运动而飘动。

【体征】

1. 玻璃体内尘状、丝状、絮状物或液化腔,随眼球转动而飘动。

2. 无色素细胞或色素团块,无玻璃体积血,无炎性细胞。

【辅助检查】

B超可诊断。

【鉴别诊断】

1. 玻璃体炎　感染所致,可见炎性细胞,严重时呈灰白色混浊。

2. 闪辉样玻璃体液化或玻璃体胆固醇沉着变性　多发生在40岁以前,可见无数黄白色、金色、多色的胆固醇结晶位于玻璃体或前房,多不影响视力,故无需治疗。

3. 星状玻璃体变性　老年人多见,多单眼发病,玻璃体内多量含钙的脂质白色小球,无玻璃体液化。

4. 玻璃体淀粉样变性　玻璃体呈线状或棉絮样混浊。视力下降和畏光。淀粉样变性也可沉积于其他组织和器官。影响视力时需玻璃体切除术。

5. 眼内淋巴瘤 玻璃体呈泥沙样灰白混浊,常被误诊为葡萄膜炎,局部激素治疗短期有效,查房水或玻璃体液检查 IL-10/IL-6 常大于 1,常合并中枢神经系统淋巴瘤。

【治疗】

1. 无特殊治疗。

2. 适当予碘剂。

3. 中药治疗。

第二节 玻璃体后脱离

【诱发因素】

1. 玻璃体液化。

2. 液化玻璃体通过玻璃体皮层缺损处进入玻璃体后方,造成后玻璃体皮质与内界膜相互分离。

3. 不完全玻璃体后脱离是导致玻璃体视网膜交界区疾病的原因。

4. 自发性玻璃体后脱离多发生于中老年人,中高度近视患者。

5. 也可继发于糖尿病、玻璃体积血,手术后无晶状体眼等疾病。

【症状】

眼前黑影漂浮,随眼球运动而飘动;伴或不伴闪光感。

【体征】

1. 视盘前玻璃体腔内环状或悬浮物,呈完整环形者称为 Weiss 环。

2. 急性玻璃体后脱离可伴有视网膜裂孔、周边视网膜或视盘边缘出血、视网膜脱离。

3. 前玻璃体见色素细胞时,高度怀疑伴发视网膜裂孔。

【辅助检查】

超声波检查或 OCT 可诊断。

【鉴别诊断】

1. 玻璃体炎 多为病原菌直接感染所致,可见炎性细胞,严重时呈灰白色混浊。

2. 偏头痛 玻璃体眼底检查无异常,闪光感后出现一侧头痛。神经内科检查有阳性体征。

【治疗】

1. 无特殊治疗。

2. 定期查眼底,如眼前漂浮物或闪光感加重,应尽快就诊,可能是视网膜脱离征兆。

3. 伴玻璃体积血者可服用碘剂、活血化瘀类中药。

4. 伴视网膜裂孔者尽快进行眼底激光治疗,封闭裂孔。

第三节 玻璃体积血

【诱因】

1. 多有原发病史,如糖尿病,外伤史,内眼手术史。

2. 常见于 PDR,其他包括视网膜静脉阻塞,玻璃体脱离伴视网膜血管撕裂,脉络膜新生血管出血穿破视网膜,Terson 综合征,视网膜血管炎或继发于外伤,视网膜脉络膜肿瘤等。

【症状】

突然无痛性视力下降,眼前黑影飘动。

【体征】

1. 裂隙灯下可见前部玻璃体腔内红细胞,玻璃体混浊。

2. 大量出血时橙红色眼底红光反射消失,眼底窥不清。

3. 陈旧玻璃体积血为灰白色,可伴有玻璃体增生,视网膜新生血管,视网膜脱离。

4. 轻度传入性瞳孔传导阻滞。

【辅助检查】

B 超可协助诊断,明确有无视网膜脱离。

【治疗】

1. 积极治疗原发病。

2. 制动,减少再次出血可能;高枕卧位,使血液下沉。

3. 药物治疗　予碘剂或中药治疗。

4. 随诊观察　如眼底或 B 超明确视网膜在位,少量或中等量出血 3~6 个月可自发吸收。出血吸收后随访检查眼底,明确出血来源并对症治疗。

5. 玻璃体手术　大量玻璃体积血吸收不佳或合并视网膜脱离需手术治疗。

第四节　Terson 综合征

【诱因】

任何原因引起的蛛网膜下腔出血,引起眼内静脉压急性升高,视盘和视网膜血管破裂,产生玻璃体和视网膜前出血。

【症状】

有颅内出血症状,如头痛、意识障碍等,伴突然视力下降。

【体征】

1. 有颅内出血体征,颅脑 CT 具有典型表现。

2. 眼底可见玻璃体积血或视网膜前出血,积血常集中于中轴后部,可伴有视网膜脱离。

3. 在外伤导致的情况下,需排除隐匿性巩膜裂伤可能。

【治疗】

1. 转诊神经外科。

2. 眼科治疗同玻璃体积血。

第五节　眼内炎

见第十章葡萄膜炎疾病章节。

第十二章 视 网 膜 病

第一节 视网膜血管性病变

一、一过性黑矇

【诱发因素】

一过性黑矇(amaurosis fugax)常见诱发因素有：

1. 视网膜血管栓塞，常见于患有动脉硬化的老年人。

2. 血管痉挛，常见于伴有自身免疫性疾病或偏头痛的年轻人。

【症状】

1. 持续几秒或几分钟的暂时性单眼视力丧失。

2. 有时主诉眼前光点移动。

【体征】

病因不同，临床体征存在差异。眼部或神经系统检查通常无阳性体征或仅可见到既往发生缺血性病变的证据。散瞳检查视网膜可发现栓子。包括黄色闪光的胆固醇栓子，白色斑块的钙化栓子，暗白色狭长的纤维素血小板性栓子，肿瘤栓子等。

【鉴别诊断】

1. 与其他眼部疾病鉴别诊断

(1) 眼缺血综合征：多由颈内动脉狭窄或阻塞所致，视网膜动脉灌注压低。可有视网膜静脉扩张并且管径不均，视网膜小动脉变细，中周部视网膜出血，棉绒斑及新生血管形成。可以出现视网膜中央动脉阻塞。

(2) 视盘水肿：视盘肿胀明显，视力丧失持续数秒，常为双眼发病并与体位改变有关。

2. 与全身疾病鉴别诊断　脑卒中、体位性低血压等。

【治疗】

1. 眼科无特殊治疗。

2. 建议患者检查全身疾患,寻找病因,针对病因治疗:

（1）内科会诊,完善心血管方面的检查,如颈动脉多普勒超声、超声心动图、心电图等。

（2）年轻人,了解有无偏头痛病史,自身免疫性疾病或凝血功能异常,是否服用避孕药等。

二、视网膜中央及分支动脉阻塞

【诱发因素】

视网膜中央及分支动脉阻塞（central/branch retinal artery occlusion, CRAO/BRAO）的常见诱发因素有:

1. 多由于栓子,血管狭窄或痉挛,血管炎血栓所致。

2. 年龄　多为老年人,且多伴有动脉硬化等全身病,可有一过性黑矇病史。

3. 阻塞部位　视网膜中央动脉阻塞部位在筛板或筛板以上,分支动脉阻塞在视网膜分支动脉。

【症状】

无痛性急剧视力下降或无痛性部分视野突然丧失,90% 患者视力仅为数指或光感。

【体征】

散瞳查眼底可见动脉明显变细,20% 的患者可见栓子;阻塞数小时后视网膜混浊水肿,黄斑中心呈樱桃红样改变;分支动脉阻塞受累区域可见棉绒斑;相对性瞳孔传入障碍（图 12-1-1,图 12-1-2）。

【辅助检查】

1. 荧光血管造影　根据阻塞部位、程度及造影时间不同,荧光图像有较大差异。可见视网膜动脉充盈迟缓（图 12-1-3,图 12-1-4）。

2. OCT　疾病早期可见视网膜内层细胞水肿,组织结构分辨不清;疾病晚期可见视网膜内层结构萎缩薄变（图 12-1-5）。

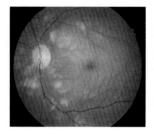 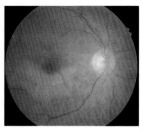

图 12-1-1　视网膜中央动脉阻塞眼底像

后极部视网膜灰白水肿,黄斑区可见樱桃红斑

图 12-1-2　视网膜分支动脉阻塞眼底像

颞下动脉分支阻塞,其辖区视网膜灰白水肿

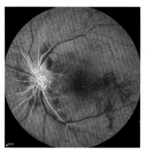 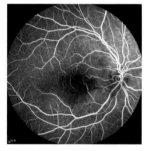

图 12-1-3　视网膜中央动脉阻塞 FFA

视网膜中央动脉充盈迟缓,可见动脉前锋

图 12-1-4　视网膜分支动脉阻塞 FFA

颞下动脉分支动脉尚未充盈

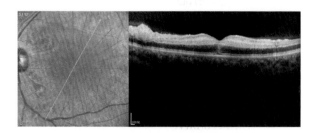

图 12-1-5　视网膜中央动脉阻塞 OCT

视网膜内层细胞水肿,组织结构分辨不清

【鉴别诊断】

1. 急性眼动脉阻塞　视力下降,仅为光感或无光感。整个视网膜呈灰白色水肿混浊,无樱桃红点。

2. 药物中毒性视网膜病变　眼内误注妥布霉素、庆大霉素等造成视网膜毒性改变,视网膜水肿混浊的范围与血管分布不一致,同时伴有视网膜出血。

3. 其他引起黄斑樱桃红点的疾病　如 GM_2 神经节苷脂贮积症或其他代谢蓄积病。发病早,双眼发生,常伴有全身症状。

【治疗】

一旦确诊,应立即开始治疗,目的是促进栓子移动以逆转阻塞,尽可能地挽救视力。

1. 降低眼压

(1) 眼球按摩。

(2) 药物降眼压治疗:盐酸卡替洛尔滴眼液,溴莫尼定滴眼液等局部点眼,醋甲唑胺口服等。

(3) 前房穿刺。

2. 扩张血管

(1) 硝酸甘油 0.3~0.6mg,舌下含服。

(2) 山莨菪碱注射液 5~10mg 球后注射。

(3) 扩血管药物静脉滴注如银杏达莫注射液、葛根素等。

3. 寻找病因

(1) 内科会诊,完善心血管方面的检查,如颈动脉多普勒超声、超声心动图、心电图等。

(2) 年轻患者,了解有无视盘玻璃膜疣,有无自身免疫性疾病或凝血功能异常等。

三、视网膜中央及分支静脉阻塞

【诱发因素】

视网膜中央及分支静脉阻塞(central/branch retinal vein occlusion,CRVO/BRVO)常见诱发因素有:

1. 多由于高血压,糖尿病,血管壁炎症所致。

2. 年龄　多为中老年人,年轻患者常与全身炎症性疾病相关。

3. 阻塞部位　视网膜中央静脉阻塞部位在筛板或筛板以上,分支阻塞在视网膜动静脉交叉处的分支静脉。

【症状】

无痛性单眼视力突然下降,视野出现暗点。

【体征】(图 12-1-6~ 图 12-1-10)

1. 受累静脉迂曲,扩张。

2. 视网膜浅层火焰状出血,视网膜水肿,棉绒斑。

3. 视网膜中央静脉阻塞可伴有视盘水肿,出血,黄斑水肿。

4. 晚期可见视盘、视网膜、虹膜或前房角的新生血管,玻璃体积血。

5. 视网膜中央静脉阻塞根据严重程度可分为缺血性和非缺血性。

(1) 缺血性视网膜中央静脉阻塞:

1) 广泛的视网膜出血及棉绒斑。

2) 相对性瞳孔传入障碍。

3) 视力常低于 0.1。

4) 视网膜电图(electroretinogram,ERG):b 波振幅下降。

5) 荧光血管造影可见广泛的毛细血管无灌注区。

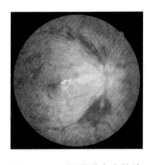 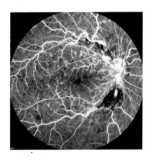

图 12-1-6　视网膜中央静脉阻塞眼底像
视盘水肿,后极部可见火焰状出血,黄斑区可见硬渗

图 12-1-7　视网膜中央静脉阻塞 FFA
静脉期视盘呈高荧光,视网膜静脉迂曲扩张,后极部大片低荧光遮蔽,未见明显无灌注区

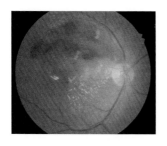

图 12-1-8　视网膜分支静脉阻塞眼底像

颞上可见动静脉交叉压迹,颞上分支静脉辖区大片出血,黄斑区水肿,大量硬渗

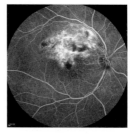

图 12-1-9　视网膜分支静脉阻塞 FFA

造影晚期可见颞上动静脉交叉压迹,颞上分支静脉辖区片状低荧光遮蔽,毛细血管扩张渗漏,黄斑水肿

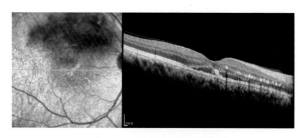

图 12-1-10　视网膜分支静脉阻塞 OCT

黄斑区限局神经上皮层浅脱离,伴大量视网膜层间高反射(硬渗)

(2)非缺血性视网膜中央静脉阻塞:

1)轻度眼底改变。

2)无相对性瞳孔传入障碍。

3)视力常好于 0.1。

4)ERG b 波振幅正常。

5)荧光血管造影可见无或较少的广泛的毛细血管无灌注区。

【鉴别诊断】

1. 与其他眼部疾病的鉴别诊断

(1)糖尿病视网膜病变:有糖尿病病史,双眼发病,眼底表现较对称,多为点片状出血,荧光血管造影有助于诊断。

(2) 眼缺血综合征:视网膜静脉扩张且管径不均,视网膜小动脉变细,视网膜出血较少,多分布在中周部,常有一过性黑矇,暂时性的缺血发作或眼眶钝痛的病史。

(3) 高血压视网膜病变:有高血压病史,常双眼发病,血管标志性改变为小动脉硬化,后极部视网膜火焰状或点状出血,伴棉絮斑或硬性渗出。

2. 与全身疾病鉴别诊断

(1) 放射性视网膜病变:有放射性治疗病史,慢性进展性血管阻塞性疾病。

(2) 镰状细胞性视网膜病变:有贫血病史,镰状细胞阻塞视网膜毛细血管。

【治疗】

1. 寻找病因,对于病因中存在炎症因素时,给予皮质激素治疗。

2. 治疗内科原发疾病。

3. 对于缺血性视网膜中央静脉阻塞及视网膜分支静脉阻塞,需行眼底激光治疗;对于非缺血性视网膜中央静脉阻塞,需密切随访,必要时眼底激光治疗。

4. 针对黄斑水肿,需行玻璃体腔注射抗 VEGF 药物或激素治疗,或行黄斑区光凝。

5. 如伴眼压增高,需行降眼压治疗。

四、糖尿病视网膜病变

【病史】

糖尿病视网膜病变(diabetic retinopathy)患者糖尿病病史,可合并高血压、高脂血症等。

【症状】

1. 轻者无症状,出血或累及黄斑后出现突然无痛性视力下降,眼前黑影。

2. 继发新生血管性青光眼者伴眼痛、头痛。

【体征】

详见表 12-1-1 及图 12-1-11~ 图 12-1-16。

表 12-1-1　国际临床糖尿病视网膜病变严重程度分级标准

分期	散瞳后间接检眼镜观察所见
无明显的视网膜病变	无异常
轻度 NPDR	仅有微血管瘤
中度 NPDR	不仅有微血管瘤,但其程度轻于重度 NPDR
重度 NPDR(4-2-1)	存在下列任意一项,但没有增生性视网膜病变的体征: 1. 4 个象限中每象限均存在 20 个以上视网膜内出血 2. 2 个或 2 个以上象限可见明确的静脉串珠 3. 至少 1 个象限出现 IRMA
PDR	具有下列项目中一项或两项: 1. 新生血管形成 2. 玻璃体积血 / 视网膜前出血

引自 Wilkinson CP,Frederick LF,Klein RE,et al.Global Diabetic Retinopathy Project Group:Proposed international clinical diabetic retinopathy and diabetic macular edema disease severity scales. Ophthalmology,2003,110:1679.

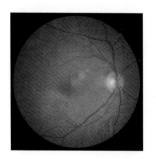

图 12-1-11　中度 NPDR 眼底像
显示黄斑区可见数个微血管瘤,视盘鼻上方可见小片状出血

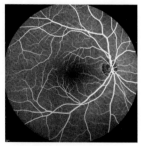

图 12-1-12 中度 NPDR
FFA 显示与眼底像对应的拱环上方数个微血管瘤及视盘鼻上方片状低荧光遮蔽(出血)

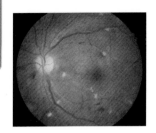

图 12-1-13　重度 NPDR 眼底像

显示后极部斑片状出血及棉絮斑，颞下方血管弓旁可见 IRMA

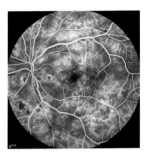

图 12-1-14　重度 NPDR FFA

显示后极部多个点状高荧光（MA）、斑片状低荧光遮蔽（出血）、无灌注区，与眼底像相对应的颞下方血管弓旁可清晰显示 IRMA

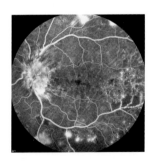

图 12-1-15　PDR 眼底像

显示视盘新生血管，后极部可见微血管瘤、出血及硬渗

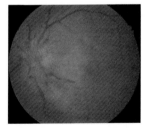

图 12-1-16　PDR FFA

清晰显示视盘新生血管，多处 IRMA 以及静脉串珠

【辅助检查】

1. 荧光血管造影可清晰显示各种体征。

2. 眼底窥不入者行 B 超检查，可显示玻璃体积血，或血管纤维增生膜，牵拉性视网膜脱离体征。

【鉴别诊断】

1. 视网膜中央静脉阻塞　常为单眼发病，视网膜静

3. 息肉状脉络膜血管病变（PCV） 可伴有黄斑区大片视网膜下出血，出血可进入视网膜前，但无视网膜动脉瘤样扩张。行吲哚青绿眼底血管造影可见多个脉络膜息肉状病灶。

4. 糖尿病视网膜病变 有糖尿病病史，双眼发病，黄斑区可见硬性渗出，大量点片状视网膜内出血，范围弥散。

【治疗】

1. 内科控制全身病。

2. 眼科治疗

（1）对于黄斑未受累及、视力良好者可给予止血、促进血吸收药物治疗，密切观察。

（2）视网膜大动脉瘤所致水肿和硬性渗出累及黄斑中心凹、视力明显下降，可行激光光凝瘤体及瘤体周围。

（3）视网膜大动脉瘤所致视网膜前出血长期不吸收，可行 YAG 激光玻璃体后界膜切开术；如果玻璃体积血不吸收，可行玻璃体切除术。

七、视网膜静脉周围炎

【病史】

视网膜静脉周围炎（Eales disease）好发于 20~30 岁青年男性，常双眼发病，中国、印度及中东发病率较欧美高，多有结核病史。

【症状】

发病前数日有视力轻度模糊或眼前飞蚊症，玻璃体积血时可导致视力突然减退至数指、手动甚至光感。

【体征】

1. 反复玻璃体积血。

2. 周边部视网膜小静脉迂曲、扩张，静脉旁有白鞘。病变小静脉附近有小点片状、火焰状或不规则形视网膜出血。炎症也可累及大支视网膜静脉及后极部视网膜血管（图 12-1-22）。

3. 可继发视网膜脱离、青光眼和并发性白内障。

【辅助检查】

荧光血管造影：受累静脉不规则、管壁渗漏或染色，静

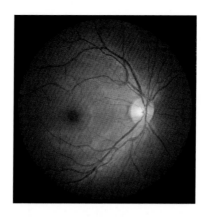

图 12-1-22　视网膜静脉周围炎眼底像
后极部未见异常

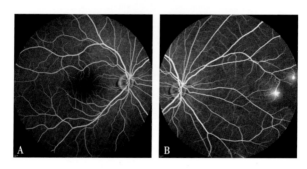

图 12-1-23　视网膜静脉周围炎 FFA
A. 与眼底像相对应,后极部未见异常荧光渗漏。B. 鼻侧周边可见小静脉扭曲,管壁不规则,其周毛细血管扩张渗漏,可见团状高荧光(NVE),并见大片无灌注区

脉周围毛细血管扩张及微血管瘤形成,不同程度的毛细血管无灌注区,无灌注区边缘可形成视网膜新生血管;若累及黄斑,可出现黄斑区荧光渗漏及积存(图 12-1-23)。

【鉴别诊断】

视网膜分支静脉阻塞:视网膜静脉迂曲、扩张,晚期可伴有白鞘、无灌注区及视网膜新生血管。但发病年龄较大、常伴有高血压、动脉硬化。

【治疗】

1. 病因治疗　如有活动性结核,应给予规范的抗结核治疗。

2. 排除糖皮质激素禁忌证后,需全身使用糖皮质激素治疗。

3. 眼底新鲜出血时可高枕卧位,给予止血及促进血吸收药物治疗。

4. 对于视网膜毛细血管无灌注区或出现新生血管时行眼底激光光凝治疗。

5. 若继发牵拉性视网膜脱离或玻璃体积血吸收缓慢行玻璃体视网膜手术。

八、眼缺血综合征

【病史】

眼缺血综合征(ocular ischemia syndrome,OIS)好发于老年人,多有颈内动脉狭窄或阻塞病史。

【症状】

早期一过性黑矇;不同程度视力下降;伴有眼部痛或眉部钝痛,可放射至颞部。

【体征】

1. 主要体征　视网膜静脉扩张,迂曲不明显;视网膜动脉狭窄;视网膜点状出血及微血管瘤,中周部为主。

2. 其他体征

(1) 早期眼底无明显异常,可出现自发性视网膜动脉搏动。

(2) 视盘新生血管,纤维血管增生、牵拉性视网膜脱离、玻璃体积血。

(3) 棉绒斑。

(4) 虹膜新生血管、虹膜色素外翻。

【辅助检查】

1. 荧光血管造影　臂 - 视网膜循环时间延长,视网膜动、静脉充盈时间延长,视网膜血管壁着染,微血管瘤多位于中周部,视网膜毛细血管扩张渗漏,无灌注区形成,可出现视网膜新生血管,部分可见黄斑水肿。

2. 颈动脉超声检查 同侧颈内动脉或颈总动脉阻塞。

【鉴别诊断】

1. 视网膜中央静脉阻塞 视网膜静脉常有迂曲扩张,视网膜出血较多,微血管瘤可位于任何部位,静脉管壁染色明显。

2. 糖尿病视网膜病变 有糖尿病病史,常双眼发病,可发生在任何年龄,鲜有视网膜动脉充盈迟缓,视网膜出血多,多位于后极部,常有硬性渗出。

【治疗】

1. 全身治疗 控制血压、血糖、血脂等,如颈动脉有显著狭窄的行颈内动脉内膜切除术。

2. 眼科治疗

(1) 扩血管药物治疗。

(2) 如视网膜有大片无灌注区或新生血管形成,应行全视网膜光凝术或联合眼内抗新生血管药物注射。

(3) 若合并新生血管性青光眼,需行降眼压治疗。

第二节 视网膜脱离

一、孔源性视网膜脱离

【诱发因素】

孔源性视网膜脱离(rhegmatogenous retinal detachment)的诱发因素是存在视网膜裂孔,液化玻璃体通过裂孔进入视网膜下腔,玻璃体视网膜牵拉造成神经上皮层与色素上皮层分离。

【危险因素】

高度近视、老年人、眼外伤、无晶状体眼、人工晶状体眼、一眼已有视网膜脱离史及家族史等。

【症状】

眼前漂浮物、闪光感,眼前黑影、视物遮挡,如累及黄斑时视力下降明显。

【体征】

不同程度视网膜灰白色隆起,伴有裂孔。前玻璃体可见色素细胞团,部分可见 Weiss 环,可伴有玻璃体积血、视网膜固定皱褶,视网膜下增生条索等。眼压降低,陈旧视网膜脱离者继发新生血管性青光眼,眼压可正常或升高(图 12-2-1)。

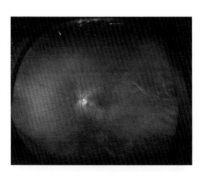

图 12-2-1　孔源性视网膜脱离眼底像
颞上方视网膜隆起,周边可见视网膜裂孔

【辅助检查】

屈光间质不清时,行 B 超检查。

【鉴别诊断】

1. 视网膜劈裂　为视网膜神经上皮层层间分离,隆起的视网膜薄而透明,其表面常有雪花样斑点,随体位改变无变化,可伴发孔源性视网膜脱离。

2. 渗出性视网膜脱离　视网膜脱离呈球形脱离,视网膜下积液随体位改变迅速移动,无视网膜裂孔,需寻找视网膜脱离病因。

3. 牵拉性视网膜脱离　视网膜脱离呈帐篷状,无活动性,可见视网膜增生条索牵拉,多见于增生性糖尿病视网膜病变、视网膜静脉阻塞等。

4. 脉络膜脱离　眼底锯齿缘附近棕色环形或球形隆起,伴或不伴视网膜裂孔。B 超可诊断。

【治疗】

治疗原则为封闭视网膜裂孔、解除玻璃体视网膜牵拉。根据玻璃体及视网膜情况,尤其是视网膜裂孔部位、增生性玻璃体视网膜病变程度、视网膜下液等情况,来选择不同的手术方式,如巩膜扣带术、玻璃体切除术。

二、牵拉性视网膜脱离

【诱因】

牵拉性视网膜脱离(tractional retinal detachment)是玻璃体内机化条索牵拉视网膜引起。多有出血性眼底疾病病史,如增生性糖尿病视网膜病变、缺血性视网膜静脉阻塞等,也可存在眼外伤病史等。

【症状】

视力下降伴视野缺损。

【体征】

纤维膜或新生血管膜对视网膜牵拉,视网膜脱离呈帐篷状,无活动性,可牵拉形成裂孔。

【辅助检查】

B超可显示脱离的视网膜呈类似帐篷状。

【鉴别诊断】

1. 孔源性视网膜脱离　视网膜呈灰白色隆起,活动性好,可见视网膜裂孔。

2. 渗出性视网膜脱离　视网膜脱离呈球形脱离,视网膜下积液随体位改变迅速移动,无视网膜裂孔,需寻找视网膜脱离的病因。

3. 视网膜劈裂　为视网膜神经上皮层层间分离,隆起的视网膜薄而透明,其表面常有雪花样斑点,随体位改变无变化,可伴发孔源性视网膜脱离。

【治疗】

治疗原则为解除牵拉因素,使视网膜复位。范围较大及玻璃体条索与视网膜粘连广泛者,需行玻璃体切除术;对于周边限局增生条索牵拉视网膜脱离,可行巩膜扣带术。

三、渗出性视网膜脱离

【诱因】

渗出性视网膜脱离(exudative retinal detachment)是各种原因引起脉络膜血管通透性增高,渗出液潴留于视网膜色素上皮层与神经上皮层之间导致。继发于全身及眼部疾病，如恶性高血压、妊娠期高血压疾病、肾病、原田小柳病、葡萄膜炎、眼内肿瘤、真性小眼球等。

【症状】

视力下降或视野缺损。

【体征】

浆液性球形视网膜脱离，视网膜下液随体位改变迅速移动，无视网膜裂孔。

【辅助检查】

荧光血管造影检查明确病因。

【鉴别诊断】

1. 脉络膜脱离　眼底锯齿缘附近棕色环形或球形隆起，伴或不伴视网膜裂孔。B超可诊断。

2. 孔源性视网膜脱离　视网膜呈灰白色隆起，活动性好，可见视网膜裂孔。

3. 牵拉性视网膜脱离　视网膜脱离呈帐篷状，无活动性，可见视网膜增生条索牵拉，多见于增生性糖尿病视网膜病变、视网膜静脉阻塞等。

【治疗】

针对原发病治疗。

第三节　黄斑病变

一、黄斑裂孔

黄斑裂孔（macular hole，MH）是指黄斑部视网膜神经上皮层的全层组织缺损。由于黄斑中心凹处视网膜组织薄弱，与玻璃体粘连紧密，当玻璃体长期牵拉或受外力作用下突然牵拉或长期黄斑水肿囊变，造成黄斑中心凹处组织缺损，形成裂孔。

【病因】

1. 特发性　多见于老年人，女性居多。

2. 外伤性　部分有自愈倾向。

3. 继发性　继发于高度近视、黄斑囊样水肿等。

【症状】

中心视力下降伴视物变形、视物变暗。

【体征】

眼底检查可见黄斑中心视网膜裂孔,裂孔周围可有视网膜水肿或浅脱离形成灰色晕轮,四周见放射状皱褶,可见半透明盖膜(图 12-3-1)。

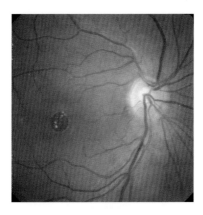

图 12-3-1 黄斑裂孔眼底像

显示黄斑区圆形裂孔,其下可见黄白色点状物质

【临床分期】

Gass 临床分期:

Ⅰ期:中心凹变浅或消失,视网膜下可见黄色小点或形成环状。

Ⅱ期:中心凹全层视网膜裂孔,裂孔呈圆形或新月形,直径小于 400μm,黄斑区玻璃体后脱离。

Ⅲ期:中心凹圆形全层裂孔,直径大于 400μm,孔周可见视网膜下灰白色集液环,裂孔前可见灰白色盖膜,并与后脱离的玻璃体相连,玻璃体尚未从视盘分离。

Ⅳ期:中心凹圆形全层裂孔,直径大于 400μm,玻璃体完全后脱离,可见 Weiss 环。

【辅助检查】

1. OCT 可确诊,并可判断孔径的大小、牵拉的程度、裂孔的原因（图 12-3-2）。

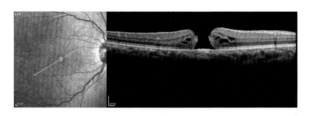

图 12-3-2　黄斑裂孔 OCT
显示黄斑区全层裂孔,孔周可见囊腔

2. FFA　显示黄斑裂孔处呈类圆形窗样缺损(图 12-3-3)。

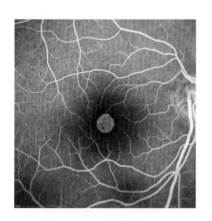

图 12-3-3　黄斑裂孔 FFA
显示黄斑裂孔呈圆形窗样缺损

【鉴别诊断】

1. 黄斑前膜伴假性裂孔　眼底检查黄斑区视网膜表面可见前膜,酷似黄斑裂孔,但无视网膜组织的裂开或缺损,OCT 可鉴别,见黄斑区前膜及假性裂孔,未见黄斑全层裂孔。

2. 黄斑板层裂孔　眼底检查黄斑区中心凹反光不见,未见明显黄斑区视网膜裂孔,OCT 可鉴别,黄斑中心凹处神经上皮层部分缺损。

3. 日食性视网膜病变 因观看日食、月食或激光等灼伤黄斑，OCT可鉴别，见外层视网膜结构缺损。

【治疗】

根据黄斑裂孔孔径大小、病因等决定治疗方案。

1. 特发性黄斑裂孔 密切观察或玻璃体切除手术治疗，孔径 <400μm 的特发性黄斑裂孔自行闭合率为 3%~9%，孔径越小手术成功率越高。

2. 外伤性黄斑裂孔 10.7% 自发闭合，1.2%~4.2% 发生视网膜脱离，早期可密切观察，一旦出现黄斑裂孔变大或发生视网膜脱离，尽早手术治疗。

3. 伴有高度近视的黄斑裂孔应早行玻璃体切除手术治疗。

二、黄斑前膜

【病因】

黄斑前膜(macular epiretinal membrane, ERM)的主要病因有：

1. 继发性 继发于眼外伤、眼内手术、葡萄膜炎、糖尿病、视网膜脱离等。

2. 特发性 无任何其他眼病，可能与玻璃体后脱离有关。

【症状】

视力下降伴视物变形。

【体征】

1. 视网膜黄斑区可见玻璃纸样反光，薄而亮。

2. 视网膜皱褶，黄斑区视网膜血管走行变直。

3. 黄斑水肿或脱离，及其他原发病的体征。

【临床分期】

Gass 临床分期：

0 期：玻璃纸样黄斑病变期，仅于黄斑区表面呈现玻璃纸样反光而视网膜不变形。

Ⅰ 期：有皱褶的玻璃纸样黄斑病变期，于黄斑区表面形成类似揉搓皱褶的玻璃纸样反光，视网膜小血管模糊,黄斑区拱环变形、变小,周边视网膜细小放射状皱褶形成。

Ⅱ期:黄斑前膜期,灰白色的前膜形成,视网膜血管被遮盖,黄斑区拱环明显变形,大而明显的视网膜皱褶形成,可伴随视网膜水肿、出血,黄斑裂孔形成,甚至浆液性视网膜脱离(图 12-3-4)。

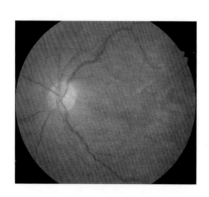

图 12-3-4 黄斑前膜眼底像

此为Ⅱ期黄斑前膜,黄斑区可见灰白色前膜,视网膜皱褶形成

【辅助检查】

1. OCT 黄斑区视网膜前可见条形高反射,部分与视网膜内表面间可见间隙(图 12-3-5)。

2. FFA 不同分期造影表现不同。0 期在眼底荧光造影上未见明显异常,Ⅰ期、Ⅱ期可见拱环缩小、黄斑区小血管扭曲,部分可伴渗漏(图 12-3-6)。

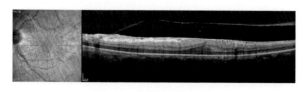

图 12-3-5 黄斑前膜 OCT

显示黄斑区视网膜前条形高反射,与视网膜内表面间可见间隙

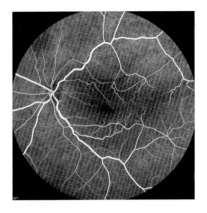

图 12-3-6 黄斑前膜 FFA
显示拱环结构缩小,黄斑区小血管扭曲,
可见渗漏

【鉴别诊断】

1. 黄斑裂孔 眼底检查黄斑区黄斑中心视网膜裂孔,OCT 见黄斑裂孔可鉴别。

2. 黄斑板层裂孔 眼底检查黄斑区中心凹反光不见,未见明显黄斑区视网膜裂孔,OCT 可鉴别,黄斑中心凹处神经上皮层部分缺损。

3. 日食性视网膜病变 因观看日食、月食或激光等灼伤黄斑,OCT 可鉴别,见外层视网膜结构缺损。

【治疗】

1. 无明显视力下降者,可先观察,定期随诊。

2. 视力下降、视物变形明显者,行玻璃体切除及剥膜术。

三、中心性浆液性脉络膜视网膜病变

中心性浆液性脉络膜视网膜病变(central serous chorioretinopathy,CSC)是一种脉络膜和视网膜色素上皮层的病变。脉络膜的增厚、充血以及脉络膜的高通透性,通过不健康的视网膜色素上皮层,造成视网膜下液体的积聚。

【病因】

特发性的,多见于中青年男性,发病前有精神紧张、过度疲劳病史,或局部、全身应用皮质激素病史。可单眼或双眼发病,反复发作。

【症状】

视物变形、变色,中心暗点。

【体征】

1. 黄斑区类圆形视网膜脱离,可有浆液性色素上皮脱离,视网膜下可见黄白色沉积物(图 12-3-7)。

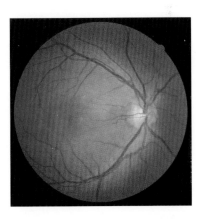

图 12-3-7 中心性浆液性脉络膜视网膜病变眼底像

黄斑区可见浆液性神经上皮层脱离,视网膜下可见黄白色沉积物

2. 部分可见纤维素样渗出、黄斑囊样水肿。

【辅助检查】

1. OCT 显示浆液性视网膜脱离,可伴色素上皮脱离;光相干断层扫描血流成像(OCTA)显示高血流信号影(图 12-3-8)。

2. FFA 典型表现为一个或多个荧光素渗漏点,呈"炊烟样"或"墨渍样"渗漏,晚期呈类圆形荧光积存,边界清晰;慢性中浆常表现为不典型的 RPE 渗漏,弥漫性透见

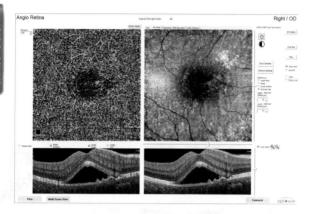

图 12-3-8　中心性浆液性脉络膜视网膜病变 OCT 及 OCTA
结构 OCT 显示黄斑区浆液性神经上皮层脱离及色素上皮层脱离；
OCTA 脉络膜毛细血管层可见与浆液性神经上皮层对应的近圆
形低血流信号影，其鼻侧与 ICGA 高灌注相对应处可见高血流信
号影

荧光或遮蔽荧光和（或）RPE 渗漏点，可见后极部向下方延
伸的 RPE 萎缩带，形成"水道"。ICGA 表现早期可见脉络
膜高灌注，晚期脉络膜高灌注推行，部分可见与 FFA 对应
的渗漏点（图 12-3-9）。

【鉴别诊断】

1. 黄斑囊样水肿　FFA 后期可见典型花瓣状荧光积
存，可见造成黄斑囊样水肿原发病的其他表现，OCT 见视
网膜囊样暗腔。

2. 视盘小凹　多单眼发病，视盘可见一小凹陷，颞侧
多见，因神经外胚层发育缺陷所致，导致连接视盘与黄斑
的浆液性视网膜脱离及视网膜劈裂，OCT 可协助诊断。

3. 原田小柳综合征　需与慢性中浆鉴别。全身表现
常伴有脑膜刺激征、听觉功能障碍、皮肤和毛发异常。双
眼发病，视盘水肿常见，多发的视网膜神经上皮脱离；FFA
可见视盘高荧光，多发细小点状渗漏点，脉络膜皱褶，晚期
呈"多湖状"荧光积存；OCT 可见典型的视网膜神经上皮
层间的分离，可见膜样及隔样结构，并见脉络膜褶皱。

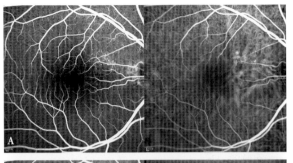

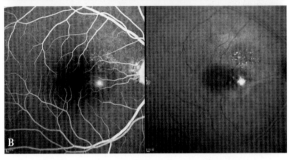

图 12-3-9 中心性浆液性脉络膜视网膜病变 FFA 及 ICGA

A.造影早期:FFA 显示拱环鼻下可见点状高荧光,鼻上方可见点簇状高荧光;ICGA 显示黄斑鼻侧可见脉络膜高灌注。B.造影晚期:FFA 显示拱环鼻下点状高荧光呈"墨渍样"渗漏明显;ICGA 显示黄斑鼻侧脉络膜高灌注退行,其内可见高荧光渗漏

4.孔源性视网膜脱离累及黄斑区 视网膜灰白色隆起,可见视网膜裂孔。

【治疗】

多数患者视力可恢复正常,迁延不愈或反复发作者视力不能完全恢复。

1.去除诱因 去除精神紧张,过度劳累,饮酒等交感神经紧张因素。

2.禁用激素 禁用糖皮质激素类药物,因其增加色素上皮通透性造成大泡状视网膜脱离。

3.激光光凝 中心凹无血管区外孤立的渗漏点可激

光治疗封闭渗漏点,缩短病程。

4. 光动力治疗 渗漏位于中心凹无血管区或慢性中浆可行半量光动力治疗,降低脉络膜高通透性,促进视网膜下液吸收。

四、黄斑区脉络膜新生血管病变

黄斑区脉络膜新生血管病变(macular choroidal neo-vascularization)主要有年龄相关性黄斑变性、息肉状脉络膜血管病变、特发性脉络膜新生血管病变、病理性近视继发脉络膜新生血管病变、眼底血管样条纹。

(一) 年龄相关性黄斑变性(age related macular degeneration,AMD)

年龄相关性黄斑变性有两种类型,干性和湿性,多发生在 50 岁以上的患者。

1. 干性年龄相关性黄斑变性(dry AMD)

【症状】

可无症状,可有视力逐渐下降,视物变形。

【体征】

黄斑区玻璃膜疣,尤其是融合成片的玻璃膜疣;色素脱失、色素增生等视网膜色素上皮改变;可见视网膜和脉络膜地图样萎缩(图 12-3-10)。

【辅助检查】

(1) FFA:玻璃膜疣可表现透见荧光或染色,色素增生可表现为遮蔽荧光,色素脱失表现为透见荧光(图 12-3-11)。

(2) OCT:可见视网膜色素上皮层与 Bruch 膜之间隆起。如为基底膜玻璃膜疣,则不能见到视网膜色素上皮层与 Bruch 膜之间的分离,因其位于视网膜色素上皮层胞质内褶与基底膜之间(图 12-3-12)。

【鉴别诊断】

(1) 遗传性黄斑变性:患者的年龄多小于 50 岁,无玻璃膜疣,有家族史。

(2) 中心性浆液性脉络膜视网膜病变:好发于中青年,可见黄斑区浆液性神经上皮层脱离,无玻璃膜疣。

(3) 中毒性视网膜病变:有明确服药史,如氯喹中毒,

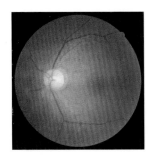

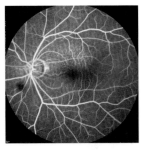

图 12-3-10 干性年龄相关性黄斑变性眼底像

黄斑区可见玻璃膜疣

图 12-3-11 干性年龄相关性黄斑变性 FFA

黄斑区可见透见荧光及部分低荧光遮蔽

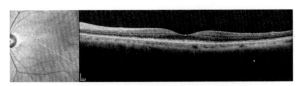

图 12-3-12 干性年龄相关性黄斑变性 OCT

黄斑区可见视网膜色素上皮层不规则隆起

可见斑点状色素脱失合并色素增生，无玻璃膜疣。

【治疗】

（1）无明确可行的治疗方法。

（2）可补充叶黄素、抗氧化剂、微量元素等延缓病情。

（3）密切随访，一旦出现湿性年龄相关性黄斑变性，及时治疗。

2. 湿性年龄相关性黄斑变性（wet-AMD）

【症状】

视力下降、中心性视物遮挡、视物变形。

【体征】

黄斑区玻璃膜疣合并黄斑区脉络膜新生血管膜（CNV）及其周围的出血，局限黄斑区视网膜神经上皮或色素上皮脱离，病灶周围可见黄白色脂质渗出。晚期可见黄斑区瘢痕。

【分类】

FFA 指导下的 wAMD 分类:

(1) 完全典型性 wAMD:指整个病灶区域均为典型性 CNV 成分。

(2) 经典为主型 wAMD:典型性 CNV 成分占整个病变区域的 50% 以上。

(3) 轻微经典型 wAMD:典型性 CNV 成分占整个病变区域的 50% 以下(图 12-3-13,图 12-3-14)。

(4) 隐匿型 wAMD:整个病变区域均未见典型性 CNV 成分,又分为无源性渗漏和纤维血管性色素上皮脱离。

【辅助检查】

(1) ICGA:评价某些类型的 CNV,如色素上皮脱离、边界不清的 CNV、视网膜血管瘤样增生病变或息肉状脉络膜血管病变等需要行 ICGA 检查。

(2) OCT:特点是可观察到 CNV 病灶,分为 RPE 下型、RPE 上型和混合型。CNV 病灶呈中高反射团,同时存在其他伴随改变。OCTA 观测血流信号影,可清晰观测到 CNV 的形态,在外层视网膜出现血流信号影(图 12-3-15)。

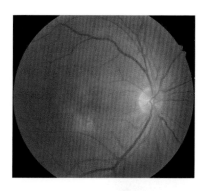

图 12-3-13　湿性年龄相关性黄斑变性眼底像

黄斑区可见玻璃膜疣及黄白色病灶,其中拱环颞下方可见脉络膜新生血管

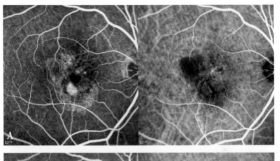

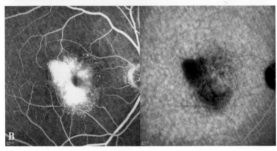

图 12-3-14 湿性年龄相关性黄斑变性 FFA+ICGA

A. 造影早期：FFA 显示拱环颞下可见花瓣状高荧光（CNV），其周可见点簇状高荧光；ICGA 显示与 FFA 对应处清晰的花瓣状高荧光（CNV）。B. 造影晚期：FFA 显示拱环颞下花瓣状高荧光渗漏明显；ICGA 显示花瓣状高荧光未见明显渗漏

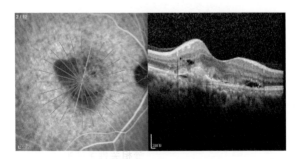

图 12-3-15 湿性年龄相关性黄斑变性 OCT

黄斑颞下神经上皮层下团状高反射病灶（CNV），相应部位 RPE 破坏，可见部分神经上皮层脱离及色素上皮层脱离

【鉴别诊断】

(1) 息肉状脉络膜血管病变:黄斑视网膜下可见橘红色病灶,ICGA 提示有特征性息肉状扩张及异常脉络膜血管网。

(2) 高度近视脉络膜新生血管性病变:有近视性屈光不正,除了可见脉络膜新生血管膜外,还具有高度近视眼底改变如视盘周萎缩弧、漆裂纹、Fuchs 斑等。

(3) 眼底血管样条纹:后极部可见自视盘周围向周边方向走行的红棕色或灰色的不规则放射状条带,黄斑区可继发脉络膜新生血管。可并发于全身病,如弹性假黄瘤等。

(4) 外伤后脉络膜新生血管:有明确外伤史,除了可见黄斑区脉络膜新生血管膜外,还可见其他外伤造成的改变,如脉络膜破裂、视网膜水肿等。

【治疗】

根据病灶的类型、发生部位及大小选择不同的治疗方案:

(1) 玻璃体腔内注射抗 VEGF 药物:可选择 3+PRN 等治疗方案,OCT 随诊。

(2) 光动力学疗法(PDT):静脉内注射光敏剂维替泊芬,用 689nm 波长激光照射。

(3) 联合疗法:抗 VEGF 药物联合 PDT 疗法。

(4) 中心凹外新生血管可考虑激光光凝。

(二) 息肉状脉络膜血管病变(polypoidal choroidal vasculopathy,PCV)

息肉状脉络膜血管病变是一组病因和发病机制不清的脉络膜血管异常性疾病,近年来,有学者把其归为湿性年龄相关性黄斑变性的一种特殊类型。

【症状】

突发或渐进性视力下降,视物变形。

【体征】

黄斑视网膜下可见橘红色病灶,视网膜下或视网膜色素上皮下出血,可有玻璃体积血、视网膜渗出(图 12-3-16)。

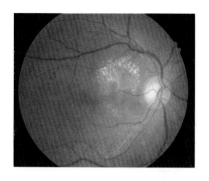

图 12-3-16　息肉状脉络膜血管病变眼底像

黄斑区拱环鼻侧可见明显橘红色病灶,其周可见大量硬性渗出,并可见小片出血

【辅助检查】

1. ICGA 特点　伞样异常分支的脉络膜血管网(BVN)及其末梢囊袋样外观的息肉状扩张(Polyps),息肉状病灶在造影早期囊袋样强荧光,晚期部分"冲刷现象",部分渗漏或染色,异常血管网造影晚期荧光消退或血管网染色(图 12-3-17)。

2. OCT 特点　显示局限视网膜色素上皮层指样突起,并可见双层征,有切迹的或血性视网膜色素上皮层脱离及神经上皮层脱离;OCTA 以脉络膜毛细血管层观测为主,时常发现异常脉络膜血管网(BVN),息肉样病灶(Polyps)也可被发现,但其发现率较 BVN 低(图 12-3-18)。

【鉴别诊断】

与可发生脉络膜新生血管的疾病鉴别,见年龄相关性黄斑变性。

【治疗】

1. 光动力学疗法(PDT)　静脉内注射光敏剂维替泊芬,用 689nm 波长激光照射。

2. 玻璃体腔内注射抗 VEGF 药物治疗。

3. 联合疗法　抗 VEGF 药物联合 PDT 疗法。目前国际多中心临床试验研究结果表明联合治疗消退息肉率明

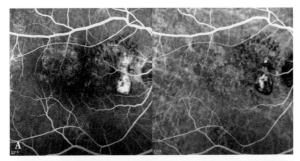

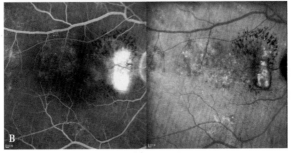

图 12-3-17　息肉状脉络膜血管病变 FFA+ICGA

A. 造影早期:FFA 显示拱环鼻侧可见片状高荧光,其周可见点片状低荧光遮蔽;ICGA 显示与 FFA 对应处黄斑鼻侧可见异常脉络膜血管网,其末端可见多个囊样息肉状扩张。B. 造影晚期:FFA 显示拱环鼻侧片状高荧光渗漏明显;ICGA 显示上述 BVN 及 Polyps 部分退行,呈"冲刷现象"

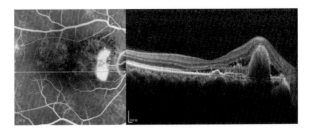

图 12-3-18　息肉状脉络膜血管病变 OCT

显示拱环鼻侧视网膜色素上皮层指样突起,并见双层征,神经上皮层脱离及多处点状高反射(硬性渗出)

显高于单药治疗。

4. 手术治疗　对于合并玻璃体积血的患者,可行玻璃体切除术。

（三）特发性脉络膜新生血管病变（idiopathic choroidal neovascularization, ICNV）

【病史】

40岁以下发病,单眼多见,病因不明,部分患者可能与炎症有关。

【症状】

视力下降伴视物变形。

【体征】

黄斑区可见孤立的类圆形新生血管膜,病变周围可有出血、渗出、水肿等（图12-3-19）。

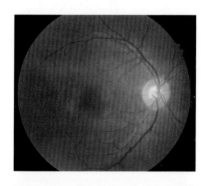

图12-3-19　特发性脉络膜新生血管病变眼底像

黄斑区拱环颞侧可见片状黄白色脉络膜新生血管膜,其周可见小片出血

【辅助检查】

1. FFA特点　显示黄斑区花瓣状高荧光,随时间延长渗漏明显,其周可有遮蔽性低荧光（图12-3-20）。

2. OCT特点　显示CNV病灶呈中高反射团,同时存在其他伴随改变（图12-3-21）。OCTA观测血流信号影,可清晰观测到CNV的形态,在外层视网膜出现血流信号影,

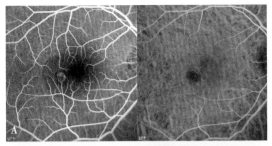

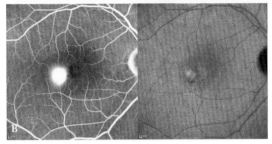

图 12-3-20　特发性脉络膜新生血管病变 FFA+ICGA

A.造影早期:FFA 显示拱环颞侧可见片状高荧光,其周可见片状低荧光遮蔽;ICGA 显示与 FFA 对应处黄斑颞侧可见片状稍高荧光,其周呈低荧光。B.造影晚期:FFA 显示拱环颞侧片状高荧光渗漏明显,其周可见环形稍高荧光积存;ICGA 显示黄斑颞侧片状稍高荧光轻渗漏

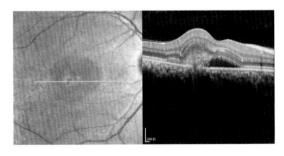

图 12-3-21　特发性脉络膜新生血管病变 OCT

显示拱环颞侧神经上皮层下团状高反射病灶(CNV),相应部位 RPE 破坏,可见部分神经上皮层脱离

正常情况下外层视网膜无血流信号影（图 12-3-22）。

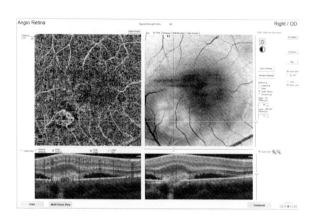

图 12-3-22　特发性脉络膜新生血管病变 OCTA

OCTA 显示拱环颞下神经上皮层下团状高反射病灶（CNV），其内存在丰富的血流信号，相应部位 RPE 破坏，可见部分神经上皮层脱离。在外层视网膜上出现花瓣状的血流信号影

【鉴别诊断】

与可发生脉络膜新生血管的疾病鉴别，见年龄相关性黄斑变性。

【治疗】

同湿性年龄相关性黄斑变性治疗。

（四）病理性近视继发脉络膜新生血管病变（CNV of pathologic myopia）

【病史】

有近视性屈光不正病史。

【症状】

视力下降伴视物变形。

【体征】

1. 黄斑区可见脉络膜新生血管膜伴有视网膜下出血（图 12-3-23）。

2. 病理性近视的其他眼底改变　视盘旁萎缩弧、Fuchs 斑、漆裂纹、后巩膜葡萄肿、周边视网膜变性、视盘斜入等。

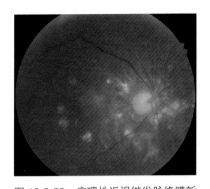

图 12-3-23　病理性近视继发脉络膜新生血管病变眼底像
黄斑区可见片状黄白色脉络膜新生血管膜，视盘旁可见脉络膜萎缩弧，后极部可见多个圆形萎缩灶

【辅助检查】

1. FFA 特点　除可显示黄斑区脉络膜新生血管外，还可见其他病理性近视的改变（图 12-3-24）。

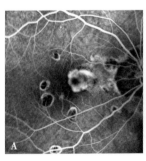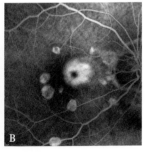

图 12-3-24　病理性近视继发脉络膜新生血管病变 FFA
A.造影早期:FFA 显示拱环偏鼻侧可见片状高荧光,其内夹杂低荧光,后极部可见多处片状低荧光,其外环以高荧光。B.造影晚期:FFA 显示拱环鼻侧片状高荧光渗漏,后极部多处片状低荧光着染呈高荧光

2. OCT特点 除可显示CNV外,还可见其他病理性近视的改变,如OCT上视网膜光带走行陡峭、RPE和脉络膜光带不均匀薄变、视网膜劈裂等(图12-3-25)。

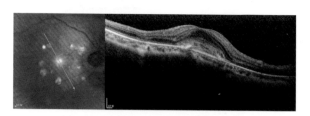

图 12-3-25 病理性近视继发脉络膜新生血管病变OCT

显示黄斑中心凹神经上皮层下团状高反射病灶(CNV),相应部位RPE破坏,并可见RPE光带不均匀薄变

【鉴别诊断】

与可发生脉络膜新生血管的疾病鉴别,见年龄相关性黄斑变性。

【治疗】

同湿性年龄相关性黄斑变性治疗。

(五)眼底血管样条纹(angioid streaks)

【病史】

眼底血管样条纹可表现为特发性或并发于多种全身疾病,包括弹性假黄瘤、畸形性骨炎、镰状细胞贫血、老年性弹性组织变性等。在弹性假黄瘤患者中最为常见,可见颈部及关节的屈面有对称性松弛的皮肤皱褶,发生率超过80%。

【症状】

无症状或黄斑受累后出现视力下降及视物变形。

【体征】

1. 双眼发病,后极部可见自视盘周围向周边方向走行的红棕色或灰色的不规则放射状条带(图12-3-26)。

2. 继发黄斑区脉络膜新生血管。

3. 如并发于全身病,可见全身病相应体征。

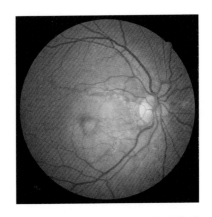

图 12-3-26　血管样条纹继发脉络膜
新生血管眼底像
黄斑区可见片状黄白色脉络膜新生血管
膜,自视盘周围向周边方向走形的红棕色
或灰色的不规则放射状条带

【辅助检查】

FFA 显示早期条纹部位为透见荧光,部分有色素增生
时为遮蔽荧光,伴有脉络膜新生血管膜时表现为高荧光渗
漏(图 12-3-27)。

【鉴别诊断】

与可发生脉络膜新生血管的疾病鉴别,见年龄相关性
黄斑变性。

【治疗】

目前无有效治疗方法,当伴有脉络膜新生血管时,同
湿性年龄相关性黄斑变性治疗。

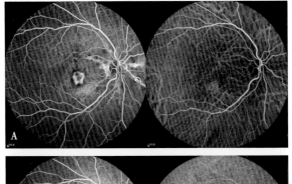

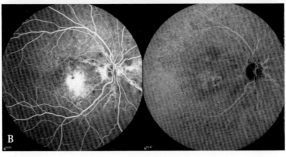

图 12-3-27　血管样条纹继发脉络膜新生血管 FFA+ICGA

A.造影早期:FFA 显示拱环区可见片状高荧光,其周可见斑驳状高荧光,自视盘向周边放射状条形高荧光,其内夹杂部分低荧光;ICGA 显示隐见与 FFA 拱环区高荧光对应处片状稍高荧光。B.造影晚期:FFA 显示拱环区片状高荧光渗漏明显,自视盘向周边放射状条形高荧光稍增强;ICGA 显示黄斑区可见片状高荧光,自视盘向周边放射状条形稍高荧光,后极部斑驳状低荧光

第十三章

视神经疾病

第一节 视神经炎

视神经炎(optic neuritis)为视神经炎症性或脱髓鞘性疾病,其主要表现为单眼视力迅速下降,双眼同时发病较为少见,可伴有眼眶疼痛,眼球运动时症状加重。

【病因】

1. 特发性,病因不明。

2. 自身免疫病相关

(1) 多发性硬化:多发性硬化与视神经炎关系密切,约50% 多发性硬化患者可发生视神经炎。

(2) 神经脊髓炎。

(3) 系统性红斑狼疮、干燥综合征、Wegener 肉芽肿和 Behçet 病等。

3. 感染性

(1) 与西尼罗河病毒、结核分枝杆菌、梅毒螺旋体、隐球菌相关的脑膜脊髓炎或脑炎有关。

(2) 病毒感染:传染性单核细胞增多症、带状疱疹病毒。

(3) 儿童视神经炎多与包括麻疹病毒、腮腺炎病毒、水痘病毒、流感病毒在内的多种病毒感染不良反应或疫苗接种有关。

(4) 眼眶或鼻窦等相邻部位的炎症迁延。

(5) 结节病。

【症状】

1. 视神经炎可发生于任何年龄组,更常见于 18~45 岁之间的女性。

2. 通常单眼发病,也可双眼发病。

3. 视力迅速下降,发病 1 周左右达到峰值,以后几周可缓慢自行改善。

4. 视力下降程度存在差异,可为轻度或重度。

5. 可出现色觉异常。

6. 可伴有眼眶疼痛,眼球运动时更为明显。

7. 部分患者可伴有乏力,肢端末梢麻木或刺痛等局部神经系统症状。

8. 部分患者主诉活动或体温升高时病情加重(Uhthoff 征)。

【体征】

1. 2/3 患者视盘外观正常,1/3 患者视盘水肿,可同时伴有或不伴有视盘周围火焰状出血。

2. 相对性瞳孔传导阻滞(RAPD)。

3. 视功能受损　包括视力下降、色觉下降、对比敏感度下降和视野受损。

4. 视野损害类型可表现为中心暗点、旁中心暗点、弓形或水平性视野缺损。

【鉴别诊断】

1. 缺血性视神经病变　发病年龄较大,视力为突然下降,通常不伴有眼球运动痛,视盘水肿呈白色,视野缺损最常见为下方。

2. 压迫性视神经病变　单侧发病,经常伴有眼球突出或眼球运动受限。

3. 浸润性视神经病变　视力下降相对缓慢,病因不同可伴有相应的全身体征改变。

4. Leber 遗传性视神经病变　好发于青年男性,有家族史,双眼视力下降间隔数日至数月。眼底检查双眼视盘轻度水肿,视盘周围毛细血管扩张。视力下降不可逆。

5. 中毒性或代谢性视神经病变　无痛性进行性双眼视力下降,多与酒精、药物(乙胺丁醇、奎宁、异烟肼)使用有关。

【治疗】

详查病因,针对病因进行治疗。

第二节 非动脉炎性缺血性视神经病变

非动脉炎性缺血性视神经病变的(non-arteritic ischemic optic neuropathy,NAION)发生与营养供应视盘的睫状后短动脉小分支阻塞或低灌注导致视盘急性缺血有关。

【病因】

尽管 NAION 的确切病因不清楚,但多种全身和眼部因素发生与 NAION 发病有关。临床常见危险因素包括高血压、糖尿病、睡眠呼吸暂停、夜间动脉低血压和视盘小杯盘比等。

【症状】

1. 好发人群 发病年龄多在 40~60 岁之间,年龄较动脉炎性缺血性视神经病变患者年轻。

2. 单眼视力突然下降,多在清晨起床后发现。

3. 部分患眼发病后 2~3 周内,视功能损害可出现进展。

【体征】

1. 视力、色觉异常,如视力正常也不能除外 NAION。

2. 相对性瞳孔传导阻滞。

3. 视盘水肿,可为象限性,视盘边缘或表面多有火焰状出血。

4. 视野损害类型为水平性视野损害和中心视野损害。

5. 血沉、C 反应蛋白正常。

6. 对侧眼视盘为 NAION 高危视盘(小杯盘比)或既往因为类似病史已发生视神经萎缩。

【鉴别诊断】

1. 动脉炎性缺血性视神经病变 发病年龄较 NAION 大,视力下降程度重,常伴有头疼,眼底检查视盘水肿,色苍白,血沉和 C 反应蛋白异常升高。

2. 视神经炎 发病年龄多较 NAION 年轻,常伴有眼眶疼痛,眼球运动时明显,视盘外观可正常或充血水肿。

【治疗】

1. 目前尚无理想的有效药物。

2. 可给予扩张血管、营养神经药物治疗。

3. 治疗高血压、糖尿病、睡眠呼吸暂停等 NAION 发病高危因素,避免夜间服用抗高血压药物。

第三节　动脉炎性缺血性视神经病变

动脉炎性缺血性视神经病变(arteritic ischemic optic neuropathy,AION)是由全身巨细胞动脉炎累及视神经的营养血管,导致视神经的急性缺血性损害,为眼科急症。

【症状】

1. 突然、无痛性视力下降,视力下降程度较 NAION 重。

2. 最初单侧发病,迅速累及双侧。

3. 患者年龄多大于 55 岁;较 NAION 患者年长。

4. 视力下降前或发病期间有头痛、咀嚼痛、头皮压痛,肌肉和关节疼痛,厌食症,体重减轻或发热等症状。

【体征】

1. 视力下降,经常为数指或更差视力。

2. 传入性瞳孔光反射障碍。

3. 视盘色苍白、水肿,常伴有火焰状出血。随病情进展,视盘水肿消退,出现视神经萎缩和视杯加深。

4. 血沉、C 反应蛋白和血小板数量明显增加。

5. 其他体征　视野受损(水平视野受损更常见或累及中心视野);颞浅动脉可有轻压痛、无法触及搏动感;可伴有视网膜中央动脉阻塞或脑神经麻痹(第六对脑神经更易受累)。

6. 可行颞浅动脉活检。

【鉴别诊断】

1. 非动脉炎性缺血性视神经病变　发病年龄较动脉炎性缺血型视神经病变年轻,视力下降程度轻,不伴有头疼,眼底检查视盘水肿,色苍白,血沉和 C 反应蛋白正常。

2. 视神经炎　发病年龄多较缺血性视神经病变年轻,不伴有巨细胞动脉炎的全身症状,血沉、CRP 和血小板计数多正常。

【治疗】

1. 患者一旦怀疑巨细胞动脉炎,应立即给予全身糖皮质激素治疗。甲强龙 1 000mg 静脉点滴,持续 3 天;然后改为醋酸泼尼松 1mg/kg 口服,每日 1 次。

2. 可同时给予小剂量阿司匹林口服。

3. 颞浅动脉组织活检　如活检结果阳性,患者应维持口服醋酸泼尼松治疗;如活检动脉组织长度足够(2~3cm),结果阴性,糖皮质激素治疗无效,可停止糖皮质激素治疗;尽管活检阴性,如糖皮质激素治疗有效,应对对侧颞浅动脉组织进行病理组织检查进一步明确诊断。

4. 可给予扩张血管、营养神经药物治疗。

第十四章　斜　視

第一节　急性共同性内斜视

临床上偶见年长儿童、成年人甚至老年人，突然出现复视，发生内斜，容易与麻痹性内斜视混淆，但无眼外肌麻痹症状，神经系统检查多无器质性病变，但少数也可因颅内星状细胞瘤或者其他脑瘤引起。称急性共同性内斜视。

【诱因】

遮盖单眼，融合功能受到破坏；神经或精神因素影响；颅内病变引起；近距离用眼过度诱发调节性集合过度，导致眼的集合与开发不平衡，外展融合力不能克服内直肌张力而引起内斜。

【临床特征】

突然发病，出现复视和内斜视。复视为同侧水平位，各方向距离相等。内斜视可以表现为内隐斜视、间歇性内斜视或恒定性内斜视。眼球运动各方向正常，无眼外肌麻痹体征(图 14-1-1)。具有一定的双眼视功能。神经系统

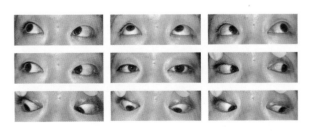

图 14-1-1　急性共同性内斜视

167

检查多无明显器质性病变。

【鉴别诊断】

1. 分开麻痹 突然出现内斜和复视,内斜度数看远大于看近,看远出现同侧复视,移近一定距离后复视消失。

2. 双侧展神经麻痹 突然出现内斜和复视。但是向水平麻痹肌作用方向运动时,复像距离变大。

3. 集合痉挛 集合痉挛虽然看远也有同侧复视,但看近则成交叉复视,同时融合性分开力不受影响,远视力下降。

【治疗】

首先进行神经科会诊以除外颅内疾患。如内斜度轻,复视干扰不大,可以观察。或者光学矫正:15$^\triangle$以内的轻度内斜视,可以用底向外压贴三棱镜中和复视。如内斜度大,症状稳定后可以手术矫正。5 岁以下幼儿应该及时手术,以避免抑制或弱视的发生。年长儿童或成人可以等症状稳定后手术矫正。手术设计可以按共同性斜视的常规计算方法计算手术量。

第二节 后天性麻痹性斜视

后天性麻痹性斜视的病因复杂,大致分为神经源性、肌源性和组织限制性。多数后天性麻痹性斜视为神经源性。颅底的炎症、肿瘤、传染性疾病、血管性疾病、退行性疾病、内分泌及代谢障碍、维生素缺乏、外伤和中毒等,均可引起神经系统病变。当损伤第Ⅲ、第Ⅳ或第Ⅵ脑神经时便可引起该神经所支配的眼外肌和眼内肌麻痹。

一、后天性展神经麻痹

后天性展神经麻痹在后天性麻痹性斜视中最为多见。单侧性展神经麻痹较双侧性多见,表现为全麻痹或不全麻痹。其病因较为复杂,较常见的有颅底炎症或脑膜炎,传染性疾病等。临床上常见的是展神经的周围神经麻痹。

【临床特征】

发病时间明确,有复视。患眼内斜视,第二斜视角大于第一斜视角。眼球运动,不全麻痹者,患眼外转受限;完全麻痹者,患眼外转不过中线(图 14-2-1)。可有面向患侧转,眼向健侧注视的代偿头位。复视像检查,水平分离,向患侧注视时分离大,周边物像为患眼所见。Hess 屏检查,麻痹眼图形小,外直肌力量不足。

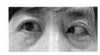

图 14-2-1 右眼展神经麻痹,右眼外转受限

【治疗】

神经内科会诊,查找病因,治疗原发病。可用神经营养药物及针灸治疗。发病早期可以内直肌注射肉毒杆菌毒素治疗。经非手术治疗 6~8 个月,斜视度 $10^\triangle$ 以内,有复视时,可用三棱镜中和复视。斜视度大于 $10^\triangle$ 且病情稳定半年以上,可以手术治疗。

二、后天性滑车神经麻痹

因为滑车神经与天幕边缘有关,故头颅的闭合性外伤,即使极轻的外伤也可引起滑车神经麻痹,是后天性滑车神经麻痹的主要原因。其次是血管性疾病和炎症。

【临床特征】

发病时间明确,有复视,小角度的垂直斜视。患眼上斜视,患眼内下转时上斜肌力量不足,Bielschowsky 征阳性。复视像检查,呈垂直分离,右眼麻痹时,左下方分离大,周边物像为右眼所见;左眼麻痹时,右下方分离大,周边物像为左眼所见。Hess 屏检查,麻痹眼图形小,向上方移位,上斜肌力量明显不足。代偿头位,头向健侧肩倾斜,面向健侧转,下颌内收。

【治疗】

查找病因,治疗原发病。可用神经肌肉营养药物、针灸治疗。部分患者应用药物治疗后可治愈,恢复功能。经保守治疗 6~12 个月不好转,有复视者,斜视度 $<10^\triangle$ 可应

用三棱镜中和复视。斜视度 >10$^\triangle$者可酌情手术治疗。手术设计与先天性滑车神经麻痹基本相同。手术治疗可以使眼位正位,复视消除。有部分患者手术后复视仍不消除。

三、后天性动眼神经麻痹

后天性动眼神经麻痹多发生于 50~60 岁老年人,较常发生于颅内血管性疾病、糖尿病和带状疱疹。动眼神经在眼眶内分为上支和下支。上支较小,支配提上睑肌和上直肌,下支较大,支配内直肌、下直肌和下斜肌。动眼神经上支麻痹较下支麻痹为多见。

【临床特征】

动眼神经上支麻痹时,患眼上睑下垂和下斜视,眼球外上转受限。因为患眼的视线被下垂的眼睑所挡,故少有复视的主诉。若眼内肌同时受损,表现为患眼瞳孔散大,对光反射及近反射均消失和调节麻痹。动眼神经下支麻痹时,表现为患眼向外上方偏斜,提上睑肌功能正常,向内及向下转受限,且多伴有眼内肌受损,有明显复视发生。完全性动眼神经麻痹时,患眼上睑下垂,患眼外下斜视,除外转运动外,向其他方向运动均受限,有复视发生(图 14-2-2)。

【治疗】

内科会诊,首先针对原发病治疗,辅助应用神经肌肉营养药物及针灸治疗。治疗 8~12 个月仍不好转者,可以酌情手术治疗。手术设计与先天性动眼神经麻痹手术设计相同。

四、后天性动眼神经支配的单条眼外肌麻痹

动眼神经支配多条眼外肌的运动功能,无论病变发生于神经核、脑干或神经干,均会引起多条眼外肌的功能障碍。但临床上确实有单一眼外肌麻痹者。后天性者以外伤和重症肌无力较为多见。因此,后天性单一眼外肌麻痹时,应排除重症肌无力。

(一)后天性上直肌麻痹

单独发生的后天性上直肌麻痹较为少见。

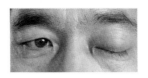

A

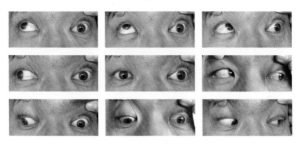

B

图 14-2-2　左眼完全性动眼神经麻痹

A.左眼完全性上睑下垂;B.眼球运动九眼位

【临床特征】

主诉复视。患眼轻度下斜视,斜视度小。患眼外上转运动受限。复视像检查,垂直复视,患眼外上方垂直分离最大,周边物像为患眼所见。Hess屏检查提示患眼上直肌力量减弱。代偿头位表现为头向健侧倾,面向患侧转,下颌上抬。

【治疗】

神经肌肉营养药物及针灸治疗。治疗半年以上不恢复,有复视者可配戴三棱镜中和复视。斜视度 >10$^\triangle$者可酌情手术治疗。

(二) 后天性内直肌麻痹

单独发生的后天性内直肌麻痹极为少见,以外伤性或医源性肌肉撕裂较多,如鼻内镜手术、翼状胬肉手术损伤内直肌。

【临床特征】

有明确的外伤、手术史。患者有水平复视。表现为患眼外斜视,向内运动受限。有面向健侧转的代偿头位(图14-2-3)。

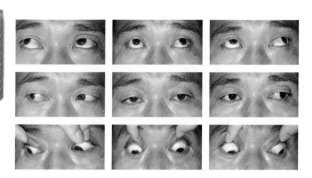

图 14-2-3　右眼内直肌麻痹

【治疗】

如怀疑有内直肌损伤或撕裂时,应及时手术探查。寻找内直肌断端,将其缝回肌止端处或肌止端后的巩膜上。

（三）后天性下直肌麻痹

后天性下直肌麻痹多为外伤、局部炎症引起,尤其是眼眶的外伤为多见,其次是重症肌无力。

【临床特征】

表现为患眼上斜视,向外下运动受限,常有下颌内收的代偿头位。复视像检查,垂直复视,右眼麻痹时,右下方分离大,周边物象为右眼所见;左眼麻痹时,左下方分离大,周边物象为左眼所见。患眼下睑、结膜组织红肿或者有瘢痕。

【治疗】

外伤后 24~48 小时就诊者,诊断明确后,可以急诊手术探查,修复断裂的下直肌。超过 48 小时者,抗炎消肿 2 周后手术修复下直肌。对于重症肌无力引起者,内科治疗。

（四）后天性下斜肌麻痹

单独发生者少见,多由眶底部外伤引起。

【临床特征】

患眼小角度下斜视,内上转运动受限。复视像检查,垂直复视,患眼内上方分离大,周边物像在患眼。Hess 屏检查提示麻痹眼下斜肌力量不足。代偿头位表现为头向患侧倾斜,面转向健侧,下颌上举。可有眼部外伤史。

【治疗】

早期做下方肌肉牵引按摩,辅以神经肌肉营养药物及血管扩张药物。

五、中枢性麻痹性斜视

眼球运动神经的神经核以上的神经组织病变引起的眼肌麻痹,包括皮层(主要是额叶和枕叶)、核间联系、椎体系统、中脑和脑桥病变引起的麻痹性斜视,称为中枢性麻痹性斜视。中枢神经系统病变时,可发生双眼向右、向左、向上或向下的同向偏斜或集合以及分开的异向运动异常。仅累及损伤范围的相关功能,而同一通路或肌肉所承担的其他功能正常。例如额叶病变引起的同向性麻痹,双眼向右偏斜,不能向左转动双眼,不能随命令向左转动,但追随运动目标注视时却无运动障碍。

(一) 上方注视麻痹

【病变部位和病因】

四叠体上丘和丘脑附近的病变,如脑炎、神经胶质瘤、外伤,血管意外等。第四脑室和小脑的病变也可以引起上方注视麻痹。临床上,松果体瘤是最常见的引起垂直运动障碍的疾病。

【临床特征】

四叠体上丘部位损害分为刺激性和破坏性两种。刺激性病变:双眼不自主向上方凝视,不能下转,阵发性发作,每次发作持续数秒至数小时,自动恢复正常。破坏性病变:以上方运动受限为主,也可以同时伴有下方运动受限。水平运动正常。

【治疗】

以治疗原发病为主。

(二) 集合麻痹

【病因】

枕叶、脑干、四叠体上丘和动眼神经核部位的病变,如脑炎、多发性硬化、脊髓痨、脑肿瘤及血管障碍等。

【临床特征】

发病突然。注视近距离目标时有明显复视,看远复视减轻或消失。集合不能,双眼向内运动受限,但单眼内转或双眼同向,共同运动正常。

【治疗】

查找病因,治疗原发病。配戴底向内三棱镜可中和复视。

第三节　与全身疾病相关的斜视

一、重症肌无力

重症肌无力是一种由于神经肌肉间递质传导障碍而影响肌肉收缩功能的慢性疾病。它可局限于眼肌发病或伴有其他骨骼肌发病。前者称为眼肌型重症肌无力。病因尚有争议,近代研究认为它是自身免疫病。

【临床特征】

眼肌型重症肌无力常以上睑下垂为首发症状。表现为单侧性或双侧不对称性上睑下垂,以双侧程度相等上睑下垂发病的反而少见。随后有复视及眼球运动障碍。眼外肌麻痹可以是单一肌肉或多根肌肉轻度麻痹或完全麻痹,最后双眼眼外肌全麻痹而致眼球固定,但眼内肌不受损(图 14-3-1)。重症肌无力最典型的特征是晨轻暮重,疲劳时症状加重,休息后症状减轻或消失。注射新斯的明等抗胆碱脂酶药后,症状减轻或消失。

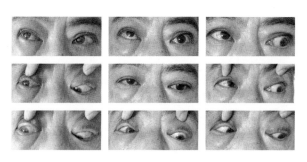

图 14-3-1　左眼甲状腺相关眼病,左眼外下斜视

【治疗】

重症肌无力是全身性疾病,以药物治疗为主。口服抗胆碱酯酶类药物,也可应用糖皮质激素。如患者的胸腺肿大或有胸腺瘤,药物治疗效果不佳时,可行胸腺切除术。

二、甲状腺相关性免疫眼眶病

见第十五章眼眶病。

三、特发性眼眶肌炎

特发性眼眶炎症是发生于眶内软组织的非特异性免疫性炎症,其基本病理改变为淋巴细胞和浆细胞等炎性细胞浸润、纤维组织增生、变性等。外观和影像学特征类似眼眶占位,故以往称之为炎性假瘤。病因不明,普遍认为是一种自体免疫性疾病。特发性眼眶炎症可为局限性病变,也可弥散分布于眼眶。特发性眼眶肌炎是病变在眼肌的一种局限性病变。根据发病部位,还有泪腺炎、视神经周围炎和眼眶炎性肿块等几种类型。

【临床特征】

早期以眼球运动障碍和复视为主,以受累肌肉运动方向为主,部分患者可有眶区疼痛,但多为轻中度疼痛。随病程进展,受累肌肉数量增加和肌肉炎症加剧,运动受限方位和程度增加,可出现眼球突出。上直肌炎症可累及上睑提肌导致上睑下垂。特征性改变为受累眼外肌球结膜充血,可透过结膜发现充血呈暗红色的肥厚肌肉。受累眼外肌作用方向运动受限,有复视发生。影像学检查眼外肌全段肥厚的典型特征可与甲状腺相关眼病所致眼外肌肌腹肥厚相鉴别。

【治疗】

全身及局部糖皮质激素应用,疗效明显。对于药物不敏感或有禁忌证者,可行放射治疗。

第四节　爆裂性眶骨骨折

爆裂性眶骨骨折是指外力作用于眼眶前部,使眶内压急剧增高,导致眶壁薄弱处破裂骨折,通常发生于眶底和(或)眶内壁,不累及眶缘。眼眶的软组织,如眶脂肪、下直肌和(或)下斜肌可从骨折区脱入鼻窦或嵌顿于骨折缝。

【临床特征】

眼部外伤史,患眼眼睑及眶周组织肿胀淤血。患眼下斜视,眼球内陷,垂直复视,眼球上转受限,被动牵拉实验阳性。眶下神经支配区感觉障碍等。眼眶CT检查示眶底、眶内壁骨折,眶内软组织嵌顿或陷入骨折处。

【治疗】

伤后早期止血、抗炎、消肿治疗。伤后2周酌情手术治疗。手术适应证:①视觉障碍性复视持续存在;②被动牵拉实验阳性,CT扫描显示眼外肌嵌顿或陷入骨折处;③大于等于3mm的眼球内陷;④大于2mm^{2}的眶壁缺损。手术主要过程包括回纳眶内疝出组织、解除肌肉嵌顿、修复眶壁缺损、重建眶腔完整性、恢复眼球位置。

第五节　鼻内镜术后麻痹性外斜视

【临床特征】

有鼻内镜手术史,术中误伤或离断内直肌。术后出现复视。患眼外斜视,斜视度大;第二斜视角大于第一斜视角;患眼内转受限或内转不过中线;同侧水平复视(图14-5-1)。因手术损伤程度,也可有眶内壁缺损,眼球凹陷;

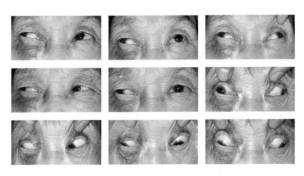

图 14-5-1　鼻内镜术后右眼麻痹性外斜视

视神经损伤致视力下降或视力丧失。

【治疗】

及早行眼眶 CT 检查了解肌肉及眼眶情况。如有明显的斜视,内直肌断裂,大量眶内容物脱出,眼球凹陷,应该尽早手术解除,以免形成粘连后对眼球运动的影响不易解除。在修复眶壁骨折的同时手术矫正斜视。如暂无及早行眶壁手术指征者,也可注射肉毒毒素,二期行斜视矫正术。

第六节　斜视术后肌肉滑脱

【发病原因】

斜视矫正术中肌肉缝线松脱或离断眼外肌时误将缝线剪断所致。

【临床特征】

有斜视手术史;眼球偏向一侧,向该肌的作用方向转动受限。

【治疗】

尽快手术探查,寻找滑脱肌肉并复位。

第十五章

眼肿瘤及眼眶病

眼肿瘤眼眶病包括良性和恶性两大类病变,不仅导致视功能受损,眼肿瘤眼眶病累及范围广泛,眼球及眼附属器所有的组织结构都可发生。本章节仅就一些常见的、病情进展较快、危害较大的眼肿瘤眼眶病加以叙述。

第一节 眼眶良性肿瘤

一、皮样囊肿和表皮样囊肿

皮样囊肿与表皮样囊肿(dermoid and epidermoid)均为迷芽瘤,是由胚胎期表皮外胚层植入深层组织导致的一种囊状良性肿瘤。皮样囊肿与表皮样囊肿均由囊壁和囊内容物组成。表皮样囊肿只含有复层的鳞状细胞上皮,而皮样囊肿除此之外还包括毛囊、汗腺和皮脂腺等结构在内的多种皮肤附属物。

【临床特征】

皮样囊肿与表皮样囊肿多发于眼眶周围区域和眶内,颅内皮样囊肿和表皮样囊肿较为少见;是儿童最为常见的眶部肿物。浅表病变多在儿童期即可发现,位于眶隔以后的囊肿随着瘤体增大,往往成年后才出现临床表现。眶周皮样囊肿和表皮样囊肿临床上表现为边界清晰、具有一定活动度的无痛性肿物。眼眶外上象限和上方为其好发部位。位于眶内深部的病变,可表现为眼球突出、眼球移位和眼球屈光状态的改变。在少数情况下,囊肿破裂,囊内容物溢出,可致无菌性炎症反应;囊肿也可以发生感染,表现为眼眶部蜂窝织炎,病变局部充血、肿胀、皮肤破溃、流脓等(图 15-1-1),感染严重者可以伴随发热等全身症状。

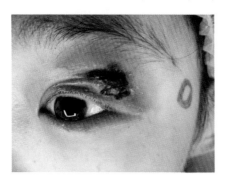

图 15-1-1　皮样囊肿伴感染

眶外侧壁皮肤先天性小孔伴分泌物流出

【诊断】

根据患者发病年龄、发生部位、触诊结果以及影像学检查结果可以作出初步诊断。

CT 扫描的典型特征是与骨壁相邻的境界清晰、低密度囊性占位性病变。由于囊肿对相邻骨壁的压迫,可以造成骨质改变(图 15-1-2),如骨质变薄、骨质侵蚀或骨质硬化等;MRI 在评估眼眶皮样囊肿和表皮样囊肿病变累及范围方面具有优势。

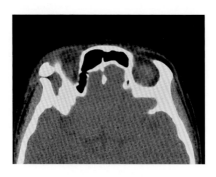

图 15-1-2　右眼眶内皮样囊肿 CT 扫描结果

显示右眼眶外侧壁孔道,相应区域骨质边界毛糙

【治疗】

手术完整切除肿物是最为理想的治疗方法。如果肿物切除不完整,则存在复发的可能。为此,对怀疑可能残留的囊壁可以进行烧灼。当囊肿伴发感染时,需要使用抗生素控制炎症;如果腔内脓肿明显形成,可以行脓肿切开引流术,炎症控制后,再行手术切除囊肿,以提高手术成功率。

二、黏液囊肿

眼眶黏液囊肿(orbital mucocele)一般是由原发于眼眶周围鼻窦黏液囊肿导致的一种鼻眶沟通性病变。当鼻窦引流通道出现炎性阻塞时,可以在鼻窦部位诱发产生充满液体的囊肿性病变;黏液囊肿可以侵蚀骨性眶壁后侵入眶内。该病变好发于额窦和前部筛窦。囊肿内通常含有奶油样无菌液体,也可因继发细菌感染导致脓肿形成。

【临床表现】

绝大部分患者无临床症状;部分患者可出现慢性头痛、眼球突出、眼位不正、复视或视力下降。依据黏液囊肿发生的具体鼻窦不同,可以产生不同的临床症状和体征。额窦黏液囊肿侵入眶内,可以引起眼球向下移位;如果同时累及颅腔,可出现搏动性眼球突出。筛窦黏液囊肿常常侵犯眶内侧壁,眼球向外向前移位,当囊肿扩大累及眶尖,可以导致视神经受损,视功能出现障碍。上颌窦囊肿可以侵犯眶下壁,引起眼球向上移位。蝶窦黏液囊肿可以导致视交叉损伤综合征。个别情况下,囊肿可以继发感染,呈眶部蜂窝织炎样临床表现。

【诊断】

根据患者眼球突出、眼球移位、有时伴有头痛、慢性鼻窦炎史以及 CT 或 MRI 扫描结果,一般可以确定诊断。CT扫描可清晰显示受累鼻窦扩大,其内为囊性低密度改变,黏液囊肿累及范围和对眶骨壁造成的损伤程度(图 15-1-3);MRI 可以更加清晰显示黏液囊肿形态,并有助于判断病变性质。

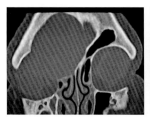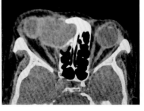

图 15-1-3　右额窦及筛窦黏液囊肿累及右眼眶

CT 扫描显示病变累及右侧额窦和筛窦,部分突入右侧眼眶内,邻近骨质受压吸收

【治疗原则】

黏液囊肿需要手术治疗。手术时需要与耳鼻喉科医生共同处理,摘除囊肿,切除受累的鼻窦病变,切除坏死骨质,重建鼻窦与鼻腔通道。感染性黏液囊肿患者需全身应用抗生素治疗,必要时需行囊肿切开引流,利于炎症控制。

三、眼眶静脉曲张

眼眶静脉曲张(orbital Varicosis)是较为常见的一种先天性静脉血管畸形性眼眶疾病。病理组织学改变为单一静脉管腔不规则扩张、多腔性血管畸形或蜂窝状扩张血管团等,在病变组织内可见静脉石形成。

【临床表现】

本病多发生于青少年,以单眼发病多见。体位性眼球突出为其典型临床表现。少数患者可以有视力减退、眼眶胀痛、眼球运动障碍等。如弯腰、低头等由于静脉回流阻力大,静脉压增高,导致眶内畸形静脉充盈,引发眼球突出;另外,长时间的眶内静脉充盈过度,可以导致眶内脂肪发生萎缩,为此,当直立或平卧位时,眶内畸形静脉充盈减轻,可以发生眼球内陷。眶内曲张的静脉血管由于管壁薄弱,有时会发生出血,若出血量多时,可以引起视力下降,甚至视力丧失,眶压增高,急性眼球突出,球结膜下出血,眼睑皮下淤血等;严重者可以发生眶尖综合征的表现。

【诊断依据】

1. 典型体位性眼球突出。

2. 眼眶影像学检查结果 CT 扫描可见眶内形态不规则、边界不清的软组织团块影,典型者可见高密度静脉石存在(图 15-1-4)。MRI 扫描可见眶内曲张静脉 T_1WI 呈中等信号,T_2WI 呈高信号(图 15-1-5)。

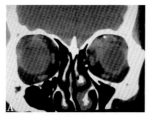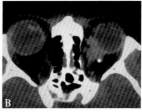

图 15-1-4 眼眶静脉曲张 CT 扫描结果
CT 扫描显示左眼眶内病变,边界欠清,可见钙化斑点静脉石

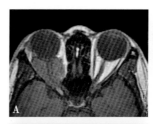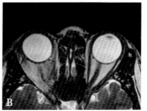

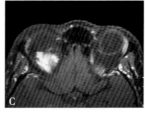

图 15-1-5 眼眶静脉曲张
MRI 扫描显示右眼眶内占位性病变,主要位于肌锥内,累及眼外肌,增强扫描可见不均匀强化

【治疗原则】

对于眶内出血较多、眶压明显增高、视功能明显受损者,应尽快行手术干预,以引流眶内积血,降低眶压,

同时也可以切除眶内肿瘤。对于肿瘤位于眶前部者，可以手术切除；如果病变组织位置较深，尤其位于眶尖或与视神经关系密切者，因该病手术不易将病变组织切除干净，手术风险较大，可以观察随诊，必要时再行手术治疗。

四、眼眶淋巴管瘤

眼眶淋巴管瘤（orbital lymphangioma）是一种少见的迷芽瘤，多发生于儿童和年轻成人。病理组织学可见病变的淋巴管腔管径大小不一，管腔壁薄，病变组织无明显包膜。

【临床表现】

眼眶淋巴管瘤可以局限于眼眶内，也可以累及结膜和（或）眼睑。病变生长缓慢，可以引起眼睑水肿或眼球移位。

本病易发生自发性眶内出血，导致急性眼球突出，视力下降，甚至失明；患者可以出现头痛、恶性、眼部胀痛不适等自觉症状；球结膜下出血水肿，严重者水肿结膜突出睑裂之外，眼睑肿胀及皮下淤血，眼球运动障碍及复视（图15-1-6）。

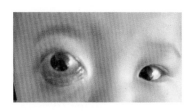

图 15-1-6　右眼眶淋巴管瘤伴出血
球结膜下出血水肿，严重者水肿结膜突出睑裂之外

【诊断】

1. 典型的临床表现，尤其是眶内自发性出血导致的眼球突出。

2. 眼科影像学检查结果　CT 扫描显示眼球突出,因淋巴管瘤常常呈浸润性生长,故 CT 扫描可见眶内病变组织边界不清、形态不规则的团块状改变;如出血量较多时,可以见肿块内液平征。MRI 扫描病变组织可以显示病变的累及范围及出血情况(图 15-1-7)。

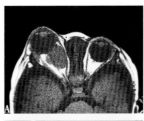
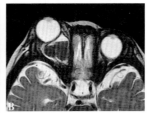
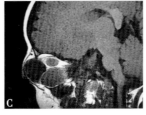

图 15-1-7　眼眶淋巴管瘤MRI 扫描
显示右眶内占位性病变,病变主要位于眶内鼻侧,形态不规则,可见液平

【治疗原则】

根据具体病情决定治疗方案。体积较小者,可以观察随诊。对于体积较大的淋巴管瘤,在保留眼部功能的基础上,尽可能多切除病变组织。对于伴发急性出血的眶内淋巴管瘤,为了降低因眶内压急剧增高引起的视功能损害,可以及早行眶内积血清除和眶内肿瘤切除术,以达到切除肿物和降低眶压的目的,最大程度降低眶内急性出血对视功能的破坏,尽可能挽救患者的视功能和改善患者的外观。

五、甲状腺相关眼病

甲状腺相关眼病(thyroid associated ophthalmopathy,TAO)是一种自身免疫引起的慢性、多系统损害的疾病,与甲状腺疾病密切相关。又称为 Graves 眼病、眼型 Graves病、甲状腺相关免疫性眼眶病(TRIO)。可表现为眼部体征与甲状腺功能异常同时或提前或滞后出现,可单眼发病或双眼同时发病。发病机制尚不清,一般认为属自身免疫性疾病,病理组织学特征是早期炎性细胞浸润水肿,晚期组织变性和纤维化。临床上甲状腺的功能可亢进、正常或低下。TAO 可分 2 型:Ⅰ型主要表现为球后脂肪组织和结缔组织浸润,Ⅱ型主要为眼外肌炎。这两种类型可并存或单独出现。

【临床表现】

1. 根据 TAO 病变所累及的范围和病程的不同,临床表现也不尽相同:

(1)眼部表现:

1)眼睑:是 TAO 重要体征,眼睑肿胀、眼睑退缩(Dalrymple 征)、上睑迟落(von Graefe 征)和瞬目反射减少,眼睑回缩和上睑迟落为特征性表现。

2)眼球突出:多为轴性眼球突出。

3)复视及眼球运动障碍:TAO 可以使多条眼外肌受累,早期水肿,炎细胞浸润,后期纤维化,导致眼位偏斜、复视、眼球运动障碍。受累肌肉以下直肌、上直肌和内直肌多见,外直肌受累较少。

4)结膜和角膜病变:眶内软组织水肿,眶压增高致结膜水肿、充血,严重者结膜突出于睑裂之外。眼睑闭合不全发生暴露性角膜炎、角膜溃疡,严重者可发生前房积脓,甚至眼内炎,导致眼球萎缩。

5)视网膜和视神经病变:眶内组织水肿压迫,可导致压迫性视网膜和视神经病变发生。患者表现为视力降低,视野缺损;眼底可见视盘水肿或苍白,视网膜静脉迂曲扩张,视网膜水肿、渗出。有时视神经病变严重时,可以导致患者视功能完全丧失。

(2)全身表现:可伴有甲状腺功能异常。

2. TAO 病情评估标准　TAO 病情评估标准的制定,有利于对其治疗方案的确定及预后的判断,目前常用的评价标准有以下几种:

(1)临床活动性评分(clinical activity score,CAS),见表 15-1-1:

表 15-1-1　TAO 临床活动性评分表

症状和体征	序号	评分	表现
疼痛	1	1	最近 4 周眼球或球后疼痛或压迫感
	2	1	最近 4 周眼球运动时疼痛
红肿	3	1	眼睑充血
	4	1	结膜弥漫性充血(至少 1 个象限)
	5	1	眼睑肿胀
	6	1	球结膜水肿
	7	1	泪阜水肿
	8	1	1~3 个月内眼球突出度增加 2mm 以上
功能障碍	9	1	1~3 个月内眼球各方向运动度减少 5 度以上
	10	1	1~3 个月内矫正视力下降 1 行以上

　　评分标准共 10 项,每项计 1 分,共 10 分。CAS 评分≥4 分预测疾病处于活动期,但由于很多患者为初次就诊,眼球突出度的变化和功能障碍的检查往往没有前期指标对照,所以活动性评分往往只取前 7 个指标,≥3 分预测疾病处于活动期

　　(2) 欧洲 TAO 协作组的分级标准:

　　1) 轻度 TAO:指轻度眼睑退缩(<2mm)、轻度软组织损害、眼球突出程度不超过正常上限的 3mm、一过性或不存在复视以及使用润滑型眼药水有效的角膜暴露症状。

　　2) 中、重度 TAO:该类患者需具备以下至少一项表现:①眼睑退缩≥2mm;②中度或重度软组织损害;③眼球突出超出正常上限至少 3mm;④非持续性或持续性复视。

　　3) 极重度(威胁视力 TAO):指甲状腺功能异常伴视神经病变和(或)伴角膜病变的患者。

　　3. 美国甲状腺协会反映 TAO 严重性的 NOSPECS 分级,见表 15-1-2。

表 15-1-2　TAO 严重性的 NOSPECS 分级表

分级	定义	缩写第一英文字母
0	无体征或症状	（N——No signs or symptoms）
1	仅有体征	（O——Only signs）
2	软组织受累	（S——Soft-tissue involvement）
3	眼球前突	（P——Proptosis）
4	眼外肌受累	（E——Extraocular muscle involvement）
5	角膜受累	（C——Corneal involvement）
6	视力丧失	（S——Sight loss）

【诊断】

根据典型的临床表现、甲状腺激素水平(T3、T4 和 TSH)以及眼眶影像学检查结果即可确定诊断。

CT 扫描可见 TAO 患者眼外肌梭形肥大,病变主要累及肌腹,严重时可导致眶尖区视神经受压。MRI 检查可以更为清晰地显示眼外肌及眶内其他软组织的形态(图 15-1-7)。有时根据眼外肌信号的变化,有助于判断病情变化及指导治疗。若眼外肌呈长 T_1、略长 T_2 信号,提示肌肉处于炎性水肿期,治疗效果较明显;若表现为长 T_1、短 T_2 信号,提示肌肉纤维化较严重,治疗效果较差。此外 MRI 扫描在 TAO 鉴别诊断方面亦有重要帮助。

【治疗】

包括全身治疗和眼部治疗。全身治疗主要针对矫正甲状腺功能异常。眼部治疗主要针对暴露性角膜炎、压迫性视神经病变和严重充血性眼眶病变。主要治疗措施包括眼部保护性治疗、药物抗炎治疗、放射治疗和手术治疗。

1. 眼部保护性治疗　为防治暴露性角膜炎发生,可夜间遮盖睑裂,滴用润滑性滴眼液;必要时可试行睑缘缝合术。

2. 药物治疗　在眼眶病变的急性期,可以采用糖皮质激素或免疫抑制剂治疗,以减轻眼部组织的水肿及压迫性视神经病变的发生。

3. 手术治疗　对于眼球突出导致的角膜损害或压迫

性视神经病变严重者,药物治疗无效时,可以采用眼眶减压术,以便尽可能保护和恢复视功能。

4. 放射治疗 药物治疗无效或有药物治疗禁忌证者,可以采用放射治疗。

在疾病静止期,可根据美容需要,行眶部减压以改善眼球突出;对于斜视患者,可以采用眼外肌局部注射肉毒杆菌毒素 A 或眼外肌手术来矫正斜视;对于上睑退缩者,可以采用上睑退缩矫正术来改善外观。

六、颈动脉海绵窦瘘

颈动脉海绵窦瘘(carotid cavernous fistula,CCF)指颈内动脉及其分支或颈外动脉脑膜支与海绵窦之间的异常动静脉通道,其发病率为 0.17%~0.27%,是临床上较少见的神经眼科综合征。CCF 的早期症状不典型,故易误诊。治疗以血管介入法为主,预后较好。

【临床表现】

CCF 按病因分为外伤性和自发性,外伤性 CCF 占75%~85%,多见于青年男性,常于外伤后短时间内发生,因颅底骨折导致颈内动脉海绵窦段或其分支破裂所致;自发性 CCF 成因至今仍不清楚,相关因素为先天血管异常和内分泌改变,好发于女性,尤其是绝经后女性,可能与雌激素水平降低引起动脉粥样硬化、血管壁变薄等有关。

发生 CCF 后经瘘口流入海绵窦的动脉血使窦内压力增高,由于眼上、下静脉及海绵窦均无瓣膜,眼上、下静脉发生不同程度的逆流、血管扩张,导致一系列眼部症状,约80% 的病例因眼部改变而首诊于眼科。双侧海绵窦通过海绵间窦相连,故单侧瘘可产生双眼症状,因供血动脉和引流静脉的数量和管径粗细以及瘘口大小不同,引起的临床症状和体征差异较大。

CCF 眼部的主要临床表现为:①眼压升高:眼压升高明显,可以对视神经造成损害,视功能受损。眼压升高主要是因上巩膜静脉压升高,房水流出阻力加大引起,也可因眶内静脉压增高,涡静脉和视网膜中央静脉扩张,葡萄膜充血肿胀,发生瞳孔阻滞所导致的。②眼眶软组织静脉回流障碍:表现为眼睑肿胀伴渐进性加重的搏动性突眼。③眼球静脉回流障碍:表现为球结膜充血、水肿,甚至脱出睑裂外;血管怒张迂曲,常呈暗红色或紫红色螺旋状,在角膜缘处呈放射状排列;眼底改变为视盘水肿,视网膜静脉迂曲、出血等(图 15-1-8)。④眼上静脉动脉化:可于眼球表面及眶周闻及与脉搏同周期的血管杂音,并可触及眼部震颤。⑤出现脑神经受损症状:因展神经走行于海绵窦内,走行距离长且迂曲,容易因窦内压升高而产生麻痹症状,表现为眼球外展受限;动眼神经、滑车神经和三叉神经也自上而下排列在海绵窦的外侧壁内,窦腔膨大使这些神经受压,出现眼肌麻痹和感觉异常,可表现为上睑下垂、眼球运动障碍、复视、瞳孔散大等。

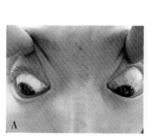
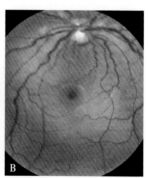

图 15-1-8　颈动脉海绵窦瘘眼表血管及眼底血管改变
A.球结膜充血,表面血管扩张迂曲,从角膜缘呈放射状排列;B.眼底血管迂曲扩张

眼外特征性颅内血管吹风样杂音,也可出现头痛、鼻出血、耳鸣等症状,部分病例出现盗血现象,导致脑缺血的症状,甚至出现脑梗死。

【诊断】

患者具有眼压升高且伴有眼表血管迂曲扩张等表现,就要考虑 CCF 的可能性。

诊断主要依靠影像学检查结果。CT 及 MRI 可作为首选的辅助检查方法,可显示眼外肌增粗、眶周软组织水肿、眼上静脉迂曲增粗且强化明显、同侧海绵窦增宽(图 15-1-9)。数字减影血管造影术(digital subtraction angiography,DSA)可明确动静脉瘘与海绵窦的关系,并可提供供血动脉的来源、瘘口的位置和大小、静脉引流方向及脑动脉盗血情况和对侧脑动脉代偿情况,是诊断 CCF 的"金标准",并可指导介入治疗过程。

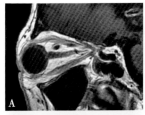
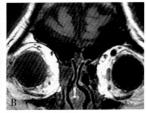
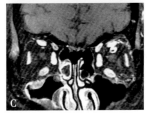

图 15-1-9　颈动脉海绵窦瘘眼眶 MRI 扫描影像
扫描显示左眼外肌轻度增粗,眼上静脉迂曲扩张明显

【治疗】

治疗的目的在于闭塞瘘口,解除所属静脉系统的压力,降低眼压,并改善脑部血供。对于眼压升高的 CCF 患者,可以先使用降低眼压的药物进行降压处理。CCF 具有一定的自愈率,少数症状轻微、发病缓慢者可保守治疗,如压迫眼内眦静脉及颈总动脉。手术主要是行介入性血管内栓塞术,因其创伤小,微导管可以到达开颅手术难以接近的海绵窦区,相比开颅手术具有绝对优势。可脱性球囊栓塞 CCF 是目前首选的介入疗法。介入疗法海绵窦区血管栓塞成功的标准为:球囊位于海绵窦内、颈内动脉腔外、海绵窦不再显影、颈内动脉血流通畅、血管杂音消失。

七、海绵窦血栓

【病因】

1. 感染性血栓　常由面部、口腔、眼部、鼻窦、静脉窦或眼眶感染蔓延所致。

2. 非感染性血栓　外伤或手术所致的非感染性血栓少见。

【临床表现】

单侧、双侧均可发病。发热、恶心,呕吐,不同程度的意识障碍。展神经麻痹可为首发症状。眼球突出,眼睑、球结膜水肿,眼表静脉怒张;眼底检查可见视网膜静脉迂曲扩张。治疗不及时可转为败血症危及生命。

【诊断】

若怀疑海绵窦血栓者,做外周血培养,并对可疑的原发感染灶做培养。病史及影像学检查可帮助诊断。

【治疗】

1. 感染病例　多为金黄色葡萄球菌感染,静脉注射抗生素,如头孢唑林 1g,静脉注射,1 次 /8h;青霉素过敏者可予以万古霉素 1g,静脉注射,1 次 /12h;并根据血培养及药物敏感试验调整用药。

2. 对无菌性海绵窦血栓形成　考虑全身用抗凝药,与内科医生合作,先用肝素继之华法林,或每日口服阿司匹林。

3. 合并暴露性角膜炎者,应用润滑眼膏并预防感染,可用红霉素眼膏,每日 3 次。

4. 继发性青光眼,治疗同颈动脉海绵窦瘘。

八、Wegener 肉芽肿

Wegener 肉芽肿是一种少见的免疫系统疾病,以坏死性肉芽肿性血管炎为其主要病理组织学特点。1936 年首先由 Wegener 报道,按受累器官不同主要为经典型和局限型,前者表现为上呼吸道、肺部以及肾脏受损三联症,也可以累及鼻窦、耳、眼及眼眶等;后者主要局限于一个解剖部位,多为眼眶、上呼吸道及肺部等部位,肾脏一般不受累。

ANCA 抗体水平升高与该病的发病密切相关,推测中性粒细胞质内颗粒蛋白与免疫反应的相互作用是引起坏死性肉芽肿性血管炎的主要机制。

【临床表现】

Wegener 肉芽肿的眼部表现常继发于鼻部症状之后,可累及眼球、眼眶及眼附属器,表现为眼球突出、眼外肌浸润及视神经改变等。

1. 眼球受累 表现为角膜炎和巩膜炎(图 15-1-10)。角膜缘浸润,逐渐发展成溃疡,向角膜中央区蔓延,最终导致角膜穿孔,称为 Wegener 肉芽肿性蚕食性角膜溃疡,病理检查可见多种急慢性炎性细胞,溃疡基底部伴有慢性肉芽组织生长。巩膜炎为近角膜缘部的巩膜结节及坏死,其和蚕食性角膜溃疡均被认为是 Wegener 肉芽肿眼部表现中最严重的病变。眼球内病变可导致虹膜睫状体炎、后部葡萄膜炎、渗出性脉络膜视网膜脱离,但最多见的眼后节病变是视网膜血管炎。

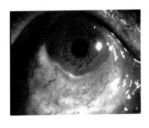 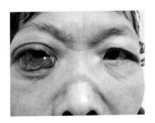

图 15-1-10 Wegener 肉芽肿眼表改变

球结膜充血,血管迂曲扩张,下方角膜缘可见局限性蚕食性角膜溃疡

图 15-1-11 Wegener 肉芽肿眶部外观

右眼球突出,眼睑红肿,球结膜充血水肿;左眼下眼睑轻度充血

2. 眼眶改变 主要表现为眼球突出,单眼或双眼均可受累(图 15-1-11)。炎性假瘤样改变是 Wegener 肉芽肿的特征性表现之一,由肉芽肿直接浸润眶后部组织所致,导致眼球突出及疼痛,累及眼外肌时可出现复视,如伴有视神经病变则可导致视力丧失。

3. 眼附属器病变　较为少见,表现为泪囊炎、鼻泪管阻塞等。

【诊断】

Wegener 肉芽肿眼部表现缺乏特异性,确诊需要依靠以下辅助检查结果:

1. 血清 ANCA 检测　ANCA 分为细胞质型和核周型,前者的靶抗原为 PR3,诊断特异性达 90%~97%,并且对判断病情活动及复发具有重要价值,ANCA 滴度与病情活动呈正相关。

2. 影像学检查　CT 表现为病变组织周边的脂肪间隙浸润、骨质破坏及鼻腔狭窄或闭塞,可发现肉芽肿(图15-1-12)。MRI 可以很好地显示鼻腔、鼻窦、眼眶内肉芽肿及黏膜的炎症,主要表现为鼻腔、鼻窦、眶内软组织影,T_1低信号影,T_2高信号,对比剂增强 T_1 显示不均匀强化。

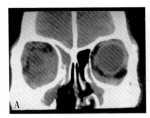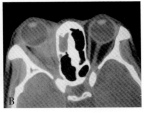

图 15-1-12　Wegener 肉芽肿眼眶 CT 影像学检查

右眶肌锥内外间隙软组织密度影,与眼外肌及视神经分界不清,泪腺及泪囊显影不清,双侧眼眶均受累;右侧眼球突出,鼻腔内软组织密度影伴骨质改变。A. CT 冠位;B. CT 水平

3. 病理组织学检查　主要表现为组织坏死、肉芽肿及血管炎,早期表现为血管损伤及相应部位的坏疽,之后可演变为血管坏死和多核巨细胞包绕的肉芽肿;Wegener 肉芽肿血管炎的典型表现为累及中小血管的纤维素样坏死。

【治疗】

糖皮质激素与免疫抑制剂联合治疗对 Wegener 肉芽肿有较好的疗效,甲基泼尼龙联合环磷酰胺是首选的治疗方法,剂量根据病情的严重程度而定,多先采用静脉大剂量冲击疗法,待病情控制后改用常规剂量维持或口服。

眼部症状无特异性治疗方法,主要目的是缓解症状和减少并发症。在一定条件下可以采用手术治疗,以缓解局部症状,最为重要的是通过手术切除病变组织行病理学检查,明确诊断,以便能够及时进行有目的针对性治疗。一般情况下,确诊后建议患者转风湿免疫科接受系统的内科治疗。

第二节　眼眶恶性肿瘤

一、横纹肌肉瘤

眼眶横纹肌肉瘤(orbital rhabdomyosarcoma)是儿童期最常见的眼眶间质恶性肿瘤。发病年龄多在 10 岁以内,平均发病年龄为 6 岁;少见青年患者,罕见成年患者。可发生于身体多个部位,以眼眶多见,30%~50% 病变发生于头颈部。

【临床表现】

肿瘤生长快,恶性程度高。眼眶横纹肌肉瘤好发于眶上部,也可发生于眼眶下部,眶缘处可扪及肿块。肿瘤发展迅速可充满眶腔,并可以直接蔓延侵犯鼻腔和筛窦。患者表现为眼球突出,眼球移位,眼球运动受限,眼睑肿胀充血,有时类似眼睑蜂窝织炎样改变,上睑下垂,结膜充血水肿,严重者水肿结膜突出睑裂之外;眼底可因肿瘤压迫,表现为视盘水肿,脉络膜视网膜皱褶,黄斑部放射状条纹。肿瘤累及眶尖部,压迫视神经引起视力下降,严重者视力丧失。若病变起源于筛窦或鼻腔,蔓延至眼眶,患者最初症状可表现为鼻炎、鼻出血,而后出现眼球突出。

眼眶、鼻咽部、鼻窦和中耳发生的横纹肌肉瘤可以直接侵犯至脑膜,导致患者出现受累及脑神经麻痹所产生相应的症状和体征。

【诊断】

根据患者发病年龄较小、病程较短、发病较快等特点及相应影像学检查,一般可以作出初步诊断,最终确诊需要病理组织学证据。

眼眶 CT 扫描表现为界限模糊的实性病变,呈等或低密度,增强后可强化,病变内部出现出血、坏死时强化不均匀;晚期病变广泛侵犯眶壁时,可出现眶骨壁骨质破坏,以眶内、上壁多见。

眼眶 MRI 扫描可见肿瘤形态不规则,边界不清。一般情况下,T_1WI 表现为均匀等信号或稍低信号,T_2WI 为高信号;增强扫描后肿瘤可呈中等或明显强化。STIR 或增强联合脂肪抑制技术可以更加清楚显示病变累及的范围和与邻近组织结构的比邻关系。

【治疗】

目前主要采用综合治疗方案,包括手术、局部放疗、化疗、中药治疗等。应及早手术。切除肿瘤,也可明确诊断。眼部手术为眶内肿物切除术,对于复发性眶内横纹肌肉瘤和病变体积巨大、眶内组织结构破坏严重者,采用眶内容剜除术。

二、泪腺腺样囊性癌

泪腺腺样囊性癌(lacrimal gland adenoid cystic carcinoma)发病率约占泪腺恶性肿瘤的 50%,是泪腺最常见的原发性恶性肿瘤,也是一种具有高度浸润性生长、预后差的泪腺恶性肿瘤。

【临床表现】

本病好发于 30~40 岁中青年,女性多见;儿童及老年人也可发生,但少见。病程较短,发展较为迅速,可有复视,有时伴眼部疼痛不适等症状。眼睑可有肿胀,如果肿瘤向前增长,有时可以在眼睑泪腺区扪及肿物,肿物质地较硬。由于病变泪腺肿大的占位效应,可以引起眼球向前下方移位,导致眼球运动受限。

【诊断】

根据患者的临床表现,结合影像学检查,可以作出初步诊断。CT 扫描可显示病变泪腺体积增大,泪腺窝区骨质破坏。MRI 扫描瘤体呈长 T_1 长 T_2 信号影,信号不均匀,增强后中度至明显强化,强化不均匀。

【治疗】

手术切除肿瘤。由于泪腺腺样囊性癌往往无包膜或包膜欠完整,手术难以彻底清除肿瘤组织,复发率较高。对于肿瘤体积巨大眶内组织结构破坏严重者或控制不良复发性泪腺腺样囊性癌者,可以采用眶内容剜除术。术后局部放射治疗至关重要。

三、眼眶淋巴瘤

眼眶淋巴瘤(orbital lymphoma)是一种较为常见的恶性肿瘤,可以累及眼眶内多种组织结构。大部分眼眶淋巴瘤为原发于眼眶的病变,少数为继发性病变,即全身淋巴瘤的眼眶转移。

【临床表现】

一般好发于中老年人。病变以累及单侧眼眶多见,也有些病变可以累及双侧眼眶。眼眶淋巴瘤一般起病较为缓慢,无明显炎症表现。如果病变累及眶前部组织,受累眼睑肿胀,可扪及眼睑肿块,边界欠清,受累上眼睑出现上睑下垂;结膜组织受累较为常见,受累结膜呈蛙肉样外观,边界不清。如果病变累及眶深部组织,可以引起眼球突出,眼球移位;若病变累及眼外肌,可以导致眼球运动功能受限等。眼眶淋巴瘤有时也可以急性起病,病情发展较为迅速,表现为眼睑充血肿胀,结膜水肿脱垂等炎性外观。

眼球内也可以发生淋巴瘤。受累眼球可表现为伪装综合征,患者年龄较大(超过 50 岁),双眼发病多见,玻璃体腔内可见细胞,前房反应,视网膜浸润和脉络膜病灶。玻璃体细胞穿刺活检发现恶性肿瘤细胞可确诊该病,多伴发原发性中枢神经系统病变。

【诊断】

影像学检查在诊断眼眶淋巴瘤中具有较为重要的作用。CT 扫描显示眼眶内异常软组织病变,可呈弥散性或孤立性分布,常见于眼球后脂肪,也可发生于泪腺或眼肌。MRI 扫描显示 T_1 呈低信号,T_2 呈较高信号,与眼外肌信号强度相近,发生于球后的淋巴瘤,对眼球常呈包绕状态。

最终确诊需要依赖病理组织学检查结果。

【治疗】

对于较为局限的眼眶淋巴瘤,手术可完全切除;对于弥散性浸润淋巴瘤,在保证眼球功能的基础上,尽可能切除肿瘤。手术后,依据病变组织的病理类型,给予局部放疗和(或)化疗。

四、眼眶黑色素瘤

眼眶黑色素瘤(orbital melanoma)是一类恶性肿瘤,按照来源可分为原发性和继发性两大类。继发性眼眶黑色素瘤较为常见,原发性眼眶黑色素瘤少见,多发生在原有黑色素病变的患者。眶内黑色素瘤以手术治疗为主,但其预后不良。

【临床表现】

大多数眼眶黑色素瘤为继发性,原发病灶可位于眼睑、葡萄膜等部位,主要由脉络膜黑色素瘤通过涡静脉或直接穿破巩膜等途径蔓延至眶内导致,也可由结膜黑色素瘤直接蔓延而来;此外,眼眶黑色素瘤也可以源于皮肤或内脏黑色素瘤的血行转移。

原发性眼眶黑色素瘤(primary orbital melanoma,POM)少见,仅占眼眶黑色素瘤的8%,占原发性眼眶肿瘤的1%。POM可能来自眶内残留的神经嵴来源的黑色素细胞,此类细胞是"返祖性皮肤黑色素细胞",它沿着睫状神经、巩膜导血管或视神经鞘膜在眼眶内走行,被认为是POM的起源。50%的POM多发生在原有黑色素病变的患者,如先天性黑变病、眶内蓝痣、眼皮肤黑色素增多症等,不伴有此类病变而发病者极为少见。POM可发生在儿童期因视网膜母细胞瘤行眶内容物剜除术后进行放疗的患眼。

白种人发病最为常见,平均诊断年龄为42岁,并且发病年龄越大,预后越差。

POM的临床表现主要取决于肿瘤的部位,缺乏特征性。眶前部肿瘤者可见皮肤表面呈青蓝色,易误诊为血管瘤,此外,还可表现为眼睑肿胀、上睑下垂、可扪及皮下肿物等。若POM发生于眶深部,表现为不同程度的眼球突出及移位,当肿瘤侵及眼外肌时表现为眼球运动受限,患者可出现复视,少数患者可出现胀痛感。POM 早期易血行转移,最常见的转移部位是肝脏,其次是颅内;另外,邻近眶骨骨质易受累及,甚至肿瘤可累及鼻窦。

【诊断】

继发性眼眶黑色素瘤根据患者既往有葡萄膜、结膜或眼外黑色素瘤病史,或者查体发现患者的皮肤、黏膜具有色素结节则可以高度怀疑此病。眼眶 MRI 扫描显示在诊断眶内黑色素瘤中具有较为重要的参考价值。MRI 扫描可见眶内实性占位性肿物,肿物边界较清,T_1WI 相呈高信号,T_2WI 相呈低信号,增强扫描后可见肿物不均匀强化。最终确定眶内黑色素瘤的诊断需要病理组织学证据。

【治疗】

眶内黑色素瘤治疗尚无统一标准,多以手术治疗为主。对于有包膜局限的初期眶内黑色素瘤,可采用单纯肿瘤切除术;对于肿瘤体积巨大,病变累及范围较广者,眶内容物剜除术多被采用,以便降低术后肿瘤转移的风险。对于手术未能完全切除、复发或转移的黑色素瘤,需要配合辅助性术后放疗、化疗或免疫治疗等。

五、眶脂肪肉瘤

眶脂肪肉瘤(liposarcoma)是一种较为少见的恶性软组织肿瘤,来源于脂肪母细胞向脂肪细胞分化的间叶细胞。以病变组织中存在不同分化程度的异型脂肪母细胞为其主要病理组织学特征。

【临床表现】

眶部脂肪肉瘤多发生在成人。一般情况发病较慢,表现为眼球渐进性突出、眼球位置异常及眼球运动障碍。如果起病较急,病程较短的患者,还可以表现为视力下降、复视、眼睑肿胀、球结膜充血水肿,甚至突出于睑裂之外等改变。如果肿瘤位于眼眶前部,在眶缘附近可以扪及肿块存在。

【诊断】

根据患者年龄、临床表现以及影像学检查结果可以作出初步诊断。CT 扫描显示眶内形态不规则占位性病变，如果肿瘤累及眶骨壁，则可见骨质受侵征象。MRI 扫描显示肿瘤组织 T_1 呈高信号，T_2 呈等信号或稍高信号，信号改变主要取决于病变组织的分化程度和瘤体内是否有出血存在。明确诊断则需要病理组织学检查结果。

【治疗原则】

以手术切除为主。对于体积较小瘤体局限，可以针对瘤体进行彻底切除；对于体积较大眶内组织破坏严重者，可以考虑行眶内容剜除术；术后辅助以放疗和化疗治疗。

六、眼眶转移癌

少见，眼眶转移癌（orbital metastatic carcinoma）的原发肿瘤可以来自全身不同组织器官发生的肿瘤。在成人和儿童之间转移癌来源差异较大。成人多来源于肝癌、乳腺癌、肺癌，儿童多来源于神经母细胞瘤、Ewing 肉瘤。

【临床表现】

资料显示 30%~60% 的眼眶转移癌所表现的眼部症状较原发瘤更早出现。

眼眶转移癌可以累及眼眶内所有的组织结构，表现出不同的临床体征。一般而言，眼眶转移癌发病较急，如果眼外肌受累，复视、斜视等症状较为常见；累及眼睑，导致眼睑肿胀、包块、上睑下垂、结膜充血水肿、严重者脱出睑裂之外；如果累及眶内且肿瘤体积较大者，可以引起明显眼球突出、眼球位置异常、眼球运动障碍等；如果肿瘤压迫眼球壁可以引起眼底视盘水肿充血、视网膜脉络膜皱褶等，导致视力下降、视物模糊等。

绿色瘤是较为常见的一种眼眶转移癌，又称粒细胞肉瘤（granulocytic sarcoma，GS），是髓性白血病的一种特殊类型，好发于儿童和青少年，以男性多见，病情发展迅速，死亡率高。绿色瘤可累及身体任何部位，也可以累及眼眶，病灶多位于受累眼眶颞侧。眼眶绿色瘤可以发生在血象和骨髓象改变之前，故有时患者因首诊眼科而被确诊。

【诊断】

有发生于全身其他部位原发肿瘤的病史或临床表现。

CT 和 MRI 扫描显示眼眶内有占位性病变。肿瘤组织的病理学检查结果是诊断依据。

【治疗】

对于眶内转移癌可以行手术切除联合病理检查明确诊断。确诊后，积极治疗原发瘤，眼部可以根据具体肿瘤性质不同，予以放射治疗或化疗。

第三节　眼眶炎症

眼眶炎症可分为特异性与非特异性炎症。特异性炎症是指由具体病原体所引起的炎症，如眼眶的细菌、真菌、寄生虫引起的炎症；非特异性炎症是指病因不明的眼眶炎性改变或其综合征，如眼眶炎性假瘤、痛性眼肌麻痹、肉样瘤等。本节根据眼眶炎症的发病率、病变严重程度及危害情况，故仅述及眼眶蜂窝织炎和眼眶炎性假瘤。

一、眶蜂窝织炎

眶蜂窝织炎(orbital cellulites)是一种眶内软组织感染性病变，发病急，病情凶险。致病微生物包括细菌、真菌、寄生虫等。儿童和成人都可以发病。感染源可来自眼眶比邻结构的感染性病灶，以鼻窦最为常见；也可由败血症、菌血症等引起。

【临床表现】

眶蜂窝织炎根据病变累及部位和病变程度可以分成5类，即第1类：眶隔前蜂窝织炎；第2类：眼眶蜂窝织炎；第3类：骨膜下脓肿；第4类：眼眶脓肿；第5类：海绵窦血栓。

眶蜂窝织炎可表现为突发性眼部疼痛不适、眼睑红肿、上睑下垂、眼球突出、眼球运动障碍、结膜充血水肿、脉络膜炎、视神经炎；视力可有不同程度减退，严重者可以导致视力丧失。有些患者可因眶内压力增高，出现眶上裂综合征或眶尖综合征。全身可出现发热、恶心、呕吐、头痛、甚至出现谵妄、惊厥、昏迷等中毒症状。病情凶险者，眶内感染可波及海绵窦，海绵窦化脓性病灶可导致感染颅内扩散,也可引发败血症,危及患者生命。

【诊断】

根据眼眶部出现的红肿热痛等感染表现,可能伴随的全身中毒症状,外周血常规检查白细胞升高,以及结合眼眶部影像学检查一般可以明确诊断。

CT扫描可因眶内蜂窝织炎的病程不同而表现不同。早期受累的眶内脂肪表现为斑点状、条纹状高密度影;随着病情发展,眶内密度弥散性增高,正常结构界面消失;脓肿形成后,CT平扫表现为低密度,增强CT可以显示强化的脓肿壁,但脓腔无强化。

MRI扫描可以清晰显示眶内炎症的位置、炎症过程以及感染源的部位。局限性眶蜂窝织炎多发生于眶内侧壁与鼻窦相邻处,病变表现为软组织影,呈长或等 T_1、长 T_2 信号,边界模糊,常可以显示相邻鼻窦炎症的存在。眶内弥散性蜂窝织炎在对比剂增强 T_1 加权脂肪抑制像上可以表现为眶内组织弥散性、不均匀强化,其内可存在大小不等的不被强化的脓腔。脓腔局限时,增强扫描脓腔壁可被强化。

【治疗】

全身给予大剂量广谱抗生素控制炎症,待取炎症部位分泌物进行细菌培养及药敏试验后,及时根据药敏结果调整抗生素应用种类。脓肿形成后,切开引流排除积脓,有利于炎症的控制和病情恢复。若存在原发感染灶,请相应科室进行协助处理。对眼球突出明显,发生暴露性角膜炎者,涂抗生素眼药膏,必要时行暂时性睑缘缝合术。

二、眼眶炎性假瘤

眼眶炎性假瘤(orbital inflammatory pseudotumor)是一种较为常见的眼眶疾病,其发病率居甲状腺相关眼病和淋巴增生性疾病之后,位居眶内病变的第三位。Gleason于1903年首先对此病做了描述,Birch-hirschfeld于1905年将此病描述为一种类似肿瘤但组织学上为炎症改变的眼眶团块。广义上讲,任何眶内炎性占位性病变都可以称为眼眶炎性假瘤;狭义上讲,眼眶炎性假瘤指无全身或局部原因引起的特发性炎性细胞浸润的眼眶组织占位性病变。按照病理组织学改变可分为淋巴细胞浸润型、纤维组织增生型和混合型 3 型。发病机制未明,目前一般认为免疫反应异常在本病发病过程中具有重要作用。

【临床表现】

本病多见于成年患者,高发年龄为 40~50 岁。通常单眼发病,也可双眼发病。临床病程可表现为急性、亚急性、慢性或复发性过程。眼眶炎性假瘤可以累及眼眶内所有组织结构,少部分患者也可与眶周鼻窦炎性假瘤相伴发。

临床上常常根据眼眶炎性假瘤病变累及范围和累及的组织结构不同,分为以下几种类型:

1. 眶前部炎症 急性或亚急性起病多见。疾病可表现为局部疼痛、眼睑充血肿胀、上睑下垂、结膜充血水肿、严重者水肿结膜可以脱出睑裂之外;可同时伴有前部葡萄膜炎、巩膜炎及眼球筋膜炎和青光眼等表现。

2. 弥漫性眼眶炎症 本型患者病变累及范围广泛弥散,病情严重。可以呈眶前部炎症型表现,也可以表现为视力下降,复视,斜视,眼球运动障碍,眼球突出等。CT 和 MRI 扫描可发现眶内弥漫性炎症浸润,眶脂肪水肿,病变可以累及眶内任何组织结构。

3. 眼眶肌炎 主要表现为复视、眼球运动障碍,眼球向受累肌肉支配方向运动时,疼痛增加;如患者提上睑肌受累,可以出现上睑下垂。4 条眼外直肌发生病变,在肌肉止点处,由于受累肌肉充血水肿,可透过结膜发现暗红色肥大的眼外直肌。病变晚期眼外肌可发生纤维化,导致不同程度的眼位固定。炎症可累及多条肌肉,以上方肌群和内直肌受累多见。CT 和 MRI 扫描显示眼外肌肌腱和肌腹弥漫性水肿肥厚。

4. 泪腺炎 一般表现为慢性病程,泪腺受累侧眼睑可以充血肿胀,上睑可以下垂。如果病变泪腺体积明显增大,可以导致眼球突出,推挤眼球向鼻下移位,在受累侧眼眶颞上缘处可触及部分肿大的泪腺。CT 和 MRI 扫描可见受累泪腺肿大,可被强化。

5. 硬化性炎症 起病较为缓慢。本型病理组织学改变主要以纤维组织增生为特征。患者视功能明显受损,严重者视力完全丧失,患者眼部疼痛明显。受累侧眼球突出较轻,眼球运动明显受限,晚期眼位发生固定。可出现压迫性视神经病变,导致视神经萎缩的发生。

6. 眶尖区炎症　极少数炎性假瘤患者,其炎性病变主要累及眶尖部,眼球突出一般不明显。患者视功能异常与眼部炎症表现不成比例。患者早期可出现视力下降,视野缺损,相对性传入性瞳孔障碍,上睑下垂,眼球运动障碍等表现。眶内炎性假瘤可以向颅内蔓延,导致脑垂体功能减退和多发性脑神经麻痹。CT 和 MRI 扫描可见眶尖部占位呈炎性浸润样改变。

7. 巩膜周围炎　急性或亚急性起病,患者眼部疼痛、视力下降;表现为结膜睫状体混合性充血、前房房水闪辉、眼球筋膜炎、巩膜炎、视盘炎,严重者发生渗出性视网膜脱离。MRI 扫描可发现眼球壁增厚,边缘不清,增强扫描病变组织可被强化。

【诊断】

根据患者的临床表现及眼眶影像学检查结果,一般可以作出初步诊断,但明确诊断需行眼眶病理组织学活检。影像学检查对炎性假瘤的分型和诊断具有重要参考价值。

【治疗】

由于眼眶炎性假瘤的病因及发病机制不明,因此,此病的治疗仅为对症治疗,主要手段包括临床观察、药物治疗、手术和放射治疗等。

病变的病理组织学类型与疗效关系较为密切。根据病变情况,可以行手术活检,以明确诊断及病理分型。对于淋巴细胞浸润型,全身糖皮质激素治疗可使病情明显缓解,也可以采用病变局部注射疗法;纤维组织增生型对糖皮质激素不敏感,部分患者可考虑应用免疫抑制剂和(或)局部放射治疗。对于局限性眼眶炎性假瘤,药物治疗不满意者,可采取手术治疗。

第十六章

眼　外　伤

第一节　闭合性眼外伤

一、眼睑钝伤

眼睑钝伤(blunt eyelid injury)由钝器如木棒、铁锤、石头、拳头等硬物直接作用于眼睑导致。导致上、下眼睑的皮下组织血管破裂或渗出,血液或组织液集聚于松弛的皮下组织而使眼睑不同程度肿胀。

【病史】

眼部钝挫伤史。

【体征】

1. 眼睑不同程度的肿胀,皮下出血或血肿,呈暗红色或青紫色,严重时可出现眼睑高度肿胀,甚至眶压及眼压增高。

2. 眼睑皮下气肿,触诊有捻发音,多有鼻窦骨折。

3. 可伴有眼睑皮肤裂伤。

4. 可伴有损伤性上睑下垂,多半由于致伤物碰撞于眶上缘与眼球之间,提上睑肌受外力作用时伸展过度,或发生撕裂,以及动眼神经的损伤等而发生。

【辅助检查】

CT检查排除眶壁骨折、鼻窦骨折及颅底骨折。

【治疗】

1. 轻度眼睑肿胀青紫无需治疗,一般1周至半个月逐渐消失。

2. 中度或重度眼睑肿胀,早期可使用冷敷,同时口服止血药,中晚期可使用热敷促进出血吸收。

3. 对于眶壁骨折引起的眼睑肿胀,参照眶壁骨折的处理。

4. 眼睑气肿处理的关键是嘱患者勿吸气擤鼻,必要时眼睑加压包扎。

5. 对于合并眼睑皮肤裂伤、泪小管断裂等也应进行相应的处理。

二、结膜挫伤

【病史】

结膜挫伤(conjunctival contusion)主要由外伤史,确定创伤性质。

【症状】

轻微疼痛,眼红,异物感。

【体征】

主要体征为结膜下出血、结膜水肿、结膜裂伤。

1. 结膜下出血 结膜小血管破裂出血聚于结膜下组织称为球结膜下出血。轻度的结膜挫伤可导致结膜下出血。球结膜下出血可表现为形状不一,大小不等的片状或团状,也有波及全球结膜成大片者。少量呈鲜红色,量大则隆起呈紫色。发病时自觉症状不明显或有轻度疼痛,一般多为他人发现,发病3天以内者出血可有增加趋势。

2. 应仔细检查结膜裂伤对应部位的巩膜,散瞳检查眼底,特别要注意损伤结膜相对应的部位。荧光素染色可明确结膜的撕裂,卷边,巩膜暴露等。

【辅助检查】

必要时行眼眶 CT 或超声波检查排除异物或眼球破裂。

【治疗】

1. 单纯结膜下出血 早期冷敷,4~5 日后热敷,可自行吸收。

2. 局部应用抗生素眼膏。

3. 结膜裂伤 1 周内局部使用抗生素滴眼液及眼膏。伤口不足 5mm,可自然愈合,无需缝合;5mm 以上裂伤应缝合,仔细对合伤口,不要嵌入 Tenon 囊组织,注意泪阜和半月皱襞的解剖关系。

4. 怀疑有巩膜裂伤者,应及时进行伤口探查。

5. 反复发作结膜下出血,此时应特别着重全身系统疾病的检查。

三、角膜挫伤

【病史】

角膜挫伤(cornea contusion)首先确定创伤性质,检查有无眼球破裂及异物。

【症状】

眼痛、异物感、畏光、流泪、眼睑痉挛和视力下降。

【体征】

1. 主要体征　较轻的钝性力量可引起角膜浅层组织的擦伤;较重的钝性力量则可引起角膜组织急剧内陷,角膜内皮层和后弹力层破裂,角膜渗透性失常,造成角膜基质层水肿,后弹力层皱褶。荧光素染色可明确角膜损伤情况。

2. 其他体征　可合并结膜充血、眼睑肿胀及轻度前房反应,眼部其他组织的损伤,如前房积血、虹膜裂伤等。严重者可有角膜板层或全层裂伤。角膜全层裂伤时常伴有眼内容物脱出。当虹膜及晶状体全脱出并发生严重眼底改变时预后差。

【治疗】

1. 角膜擦伤　治疗原则主要是预防感染,促进角膜上皮愈合。可使用抗生素眼药及促进上皮生长眼药点眼。自体血清点眼及绷带式角膜接触镜也为疗效确切的促进角膜上皮生长愈合的方法。

2. 角膜水肿、混浊　不合并裂伤时局部滴用糖皮质激素滴眼水或 50% 葡萄糖等高渗溶液,以加速角膜水肿的吸收。

3. 合并外伤性虹睫炎时可用睫状体麻痹剂和非甾体抗炎药。

4. 合并结膜裂伤及角膜裂伤者需手术治疗。

5. 怀疑眼球破裂时应行巩膜伤口探查术。

四、前房积血

钝挫伤常合并前房积血(hyphema)。虹膜血管的渗透性失常或虹膜血管破裂可引起前房积血。出血来源于虹膜动脉大环、虹膜动脉小环及睫状体血管。

【病史】

明确外伤史。

【症状】

疼痛,视力模糊。

【体征】

1. 前房积血　根据前房积血量,分为三级:积血量不到前房 1/3,血平面位于瞳孔缘以下者为Ⅰ级;积血量占据前房容积的 1/2,血平面超过瞳孔下缘者为Ⅱ级;积血量超过前房 1/2,甚至整个前房者为Ⅲ级。

(1) 前房微量积血:仅在裂隙灯下发现房水中有悬浮的红细胞。

(2) 少量积血:当前房有较多悬浮的红细胞时可见到前房水轻度混浊,红细胞逐渐形成沉积,前房积血呈液平面。

(3) 大量积血:可充满整个前房,致眼压增高。积血初为鲜红色,以后逐渐变为暗红色,根据出血的多少而有不同程度的视力下降,积血量多时可致视力暂时性完全丧失。

2. 继发性青光眼。

3. 晚期可发生角膜血染。

【辅助检查】

UBM 排除有无虹膜根部离断及房角后退等。

【治疗】

1. 急症处理

(1) 少量出血可自行吸收;多量出血要双眼包扎,半卧位,限制活动。一般情况下不散瞳亦不缩瞳,必要时用托吡卡胺(托品酰胺)散瞳以活动瞳孔。有虹膜睫状体炎时用糖皮质激素滴眼液。

(2) 反复出血者应加用云南白药,每次 0.5g 3 次 /d。将小量粉末状凝血酶(200~300U),置于下穹隆部以促进前房积血吸收。

(3) 前房内积血多并有凝血块,超过 7 日不吸收者或眼压高经乙酰唑胺及甘露醇治疗无好转者,应行前房穿刺冲洗术,或用 1∶5 000 尿激酶生理盐水溶液冲洗前房,血块可溶解吸出。

(4) 角膜血染:已有角膜血染或有角膜血染倾向者,应及时作前房穿刺冲洗术。

(5) 眼压高者应用降眼压药物。积极药物治疗无法控制眼压可行前房穿刺冲洗术。

2. 伤后应密切随诊,可根据前房积血量、有无潜在眼压升高危险及其他眼内和眼眶损伤的程度定期复查。

3. 所有患者伤后 2~4 周均应行房角检查,必要时行 UBM 检查,散瞳巩膜压迫法检查眼底。嘱定期复诊,以便及时发现发生房角后退引发青光眼。

4. 前房积血穿刺冲洗术、注吸术。

【适应证】

要考虑前房积血量、时间、并发症产生等因素。伤后 24 小时内不宜手术。有继发性出血者要慎重。

1. 前房积血量较大、较致密,遮挡瞳孔区,影响视力。

2. 前房积血时间长,血块形成,吸收较慢。

3. 眼压升高,药物控制不佳。

4. 角膜血染。

5. 虹膜前后粘连。

【术前准备】

1. 详细进行眼部检查,除外眼球破裂伤。眼 B 超检查了解眼后段情况。

2. 反复出血者,除外全身凝血障碍因素。

3. 每日测眼压,眼压高者,术前应采取药物降压治疗。

4. 术前用生理盐水清洁眼睑皮肤,冲洗眼结膜囊。

5. 瞳孔大者可缩瞳。

【手术步骤】

1. 前房穿刺术　适于液态前房积血者。眼表面或球后麻醉,在手术显微镜下操作。在角膜缘颞下方,于角膜缘内界以尖刀斜向中央斜行穿刺,内口 1~2mm,用虹膜恢复器轻压切口后唇,缓慢放出前房积血,达到降低眼压的效果即可。切口自闭不予缝合,必要时可于术后再次放出前房积血。

2. 前房穿刺冲洗术　在前房穿刺术的基础上,用弯针头向前房内注入生理盐水,使眼压略饱满,然后再用虹膜恢复器轻压切口后唇,缓慢放出前房液体,如此可重复操作 2~3 次,达到前房液基本清亮、降低眼压的效果。

3. 前房注吸术　于 12 点角膜缘后界作 3mm 的切口,用白内障注吸针头伸入前房,用连有平衡盐溶液予以灌洗置换,直接吸取前房纤维血块。遇有前房活动出血时,可升高灌注压止血。遇有较大纤维血块,可扩大切口取出,并于手术结束时予以 10-0 的尼龙线缝合。

4. 尿激酶的应用　对于前房内较大、时间较长的纤维凝血块,可配制尿激酶液进行前房冲洗。即生理盐水 5ml,加入尿激酶 5 000~10 000U,用弯针头注入前房,每次 0.2~0.3ml,静置 2~3 分钟,再用生理盐水或平衡盐溶液将之冲洗出,可如此反复 2~3 次。活动的小血块,往往可顺着冲洗液引流至切口,或嵌塞于切口,可用显微平镊将其夹出。

5. 手术结束时,前房内注入生理盐水或空气,恢复前房深度。术毕结膜下注射地塞米松 2mg,涂 1% 阿托品眼膏、抗生素眼膏,敷眼垫遮盖及绷带包扎术眼。

【术中注意要点】

1. 角膜欲被切穿时,应缓慢,以免房水快速涌出,眼压急速下降。对于术前眼压高者,勿使眼压下降过快,以免发生新的出血。

2. 冲洗针头勿到达瞳孔区,最好在虹膜表面操作,以免晶状体受损。在使用白内障注吸针头时,还要注意保护角膜内皮。

3. 有活动前房积血时,勿使用尿激酶液冲洗;并在手术结束时,保持眼压正常或稍高。

【术中并发症的处理】

1. 术中活动出血,不必急于停止手术,可升高灌注液瓶,适当提高眼压,观察出血情况。若继续出血,则在尽可能清除前房纤维血块后结束手术。在手术结束时,勿使眼压降低。若出血停止,可继续行必要的操作。对于术前眼B超检查疑有玻璃体积血者,不应追求前房液置换清亮,清除血块,缓解高眼压即可。

2. 对于与虹膜粘连的纤维凝血块,不必强求清除干净。特别是在用白内障注吸针头注吸时,用力牵拉或剥离血块,可能造成或加重虹膜根部离断。

3. 虹膜脱出,应用虹膜恢复器或弯针头进行还纳。必要时前房内注入生理盐水或空气,防止虹膜粘连于切口内面。

【术后处理】

1. 术后常规处理

(1) 全身应用抗生素、糖皮质激素和止血剂。

(2) 高枕、半卧位休息,减少活动。

(3) 第2日复查换药,并可点抗生素及糖皮质激素眼药,每日4~6次。每日用短效散瞳剂活动瞳孔1次。

2. 术后观察　眼内出血情况,感染征象,切口闭合情况。眼压变化。晶状体、虹膜是否异常。

3. 术后并发症的处理

(1) 前房反复出血:检查全身凝血机制。

(2) 晶状体受损:早期病情稳定后按外伤性白内障处理。

(3) 眼压再度或持续升高:考虑血影细胞性青光眼,可再行前房穿刺冲洗。若为房角损伤,必要时联合抗青光眼手术。

五、外伤性虹膜睫状体炎

【诊断】

外伤性虹膜睫状体炎(traumatic iridocyclitis)的诊断要素主要有:

1. 外伤后出现感觉迟钝、疼痛、畏光流泪等。

2. 视力偶有下降。

3. 前房内有白细胞及房水闪辉,可伴有睫状充血、瞳孔散大等。

4. 无反复发作史。

【治疗】

1. 局部激素及非甾体抗炎药物治疗。

2. 局部睫状肌麻痹剂治疗。

六、睫状体挫伤

轻的睫状体挫伤(ciliary body contusion)常可由于睫状肌的痉挛或麻痹而发生视觉调节障碍。重度挫伤可伴发大量玻璃体积血。力的冲击作用于房角的各个方向,引起各种类型的房角结构损害,如睫状肌撕裂,睫状体断离等。

【症状】

外伤后出现感觉迟钝、疼痛、畏光流泪等,轻者表现轻度视力减退,重者合并玻璃体大量积血时,视力严重损害,甚至无光感。睫状体断离时远、近视力均减退。

【体征】

1. 低眼压　眼压多低于 0.65kPa 以下,角膜内皮出现皱褶。

2. 角膜后壁沉着物,房水闪辉阳性。

3. 前房变浅,检查时应与健眼相比较。

4. 常伴有前房积血。

5. 瞳孔散大或变形、调节麻痹。多数患者出现瞳孔不圆,尖角形成,尖端多朝向睫状体脱离相应的时钟方位。

6. 虹膜睫状体炎,房水闪辉多呈阳性。严重者可发生虹膜根部离断,瞳孔呈 D 形。

7. 可伴有晶状体混浊、半脱位。

8. 眼底改变　视盘充血、水肿、视网膜静脉血管扩张,后极部视网膜水肿,黄斑区放射状皱褶形成,中心反光消失,有时周边部脉络膜浅脱离。可伴有玻璃体积血。

9. 房角镜及超声生物显微镜(UBM)检查有助于诊断。

【治疗】

1. 局部激素、非甾体抗炎药物及睫状肌麻痹剂治疗。

2. 合并前房积血者按前房积血治疗。

3. 对于一过性低眼压或眼压轻度降低者,可采取保守治疗。对于轻度睫状体脱离者用 1% 阿托品眼膏散瞳。对于持续性低眼压,药物治疗无效者,需要手术治疗。

4. 防治青光眼等并发症。

5. 玻璃体积血时,根据积血量的多少以及对视力的影响大小来决定是否作玻璃体切除术。

七、房角后退

【病史】

房角后退(angle recession)多有眼部钝挫伤史。

【症状】

视力可有不同程度的下降。

【体征】

疾病早期常伴有前房积血,待积血吸收后,检查可见前房加深房角后退。裂隙灯检查见虹膜根部向后移位,周边前房加深。广泛的房角后退,可导致继发青光眼。

【辅助检查】

房角镜和 UBM 检查可见前房角加宽、变深。

【治疗】

1. 若无眼压升高,不需要处理。

2. 眼压升高　给予降眼压药物治疗。

3. 药物不能控制眼压时,行抗青光眼手术。

八、外伤性瞳孔散大

【病史】

外伤性瞳孔散大(traumatic mydriasis)多有眼部钝挫伤史。

【体征】

瞳孔不同程度的变形或散大,也可呈椭圆形。光反射迟钝或消失。裂隙灯检查可见瞳孔缘撕裂。

【治疗】

1. 无畏光者可不处理。

2. 畏光明显者,可行瞳孔成形术,缩小瞳孔。

九、虹膜根部离断

【病史】

虹膜根部离断(iridodialysis)多有眼钝挫伤及内眼手术,如白内障手术史。

【症状】

患者可有视力下降,也可无自觉症状,可出现单眼复视。

【体征】

瞳孔变形呈 D 字形,虹膜根部有半月形缺损,如离断处较大形成双瞳,通过裂隙灯检查可见睫状突及晶状体赤道部。常伴有前房积血。全虹膜根部离断者称为外伤性无虹膜,可产生畏光。严重的可伴有眼球破裂、玻璃体疝、晶状体脱位、玻璃体积血、视网膜脉络膜挫伤等。

【治疗】

1. 小的虹膜根部离断无需处理。

2. 伴有复视症状或离断范围大者,可行虹膜根部修复术。

十、外伤性白内障

眼钝挫伤和穿通伤均可引起外伤性白内障(traumatic cataract)。强烈的钝挫力量直接作用于晶状体纤维,可引起晶状体纤维肿胀、断裂而发生混浊,晶状体囊膜局部发生破裂,房水经过破裂的囊膜口进入皮质,引起晶状体混浊。

【病史】

明确眼部外伤史。

【症状】

不同程度的视力下降。

【体征】

1. 不同程度的晶状体混浊。

2. 虹膜印环(Vossius) 钝力作用下,虹膜被压向晶状体,使虹膜色素印在晶状体前囊表面,大小和形状与当时的瞳孔状态相同。

3. 无晶状体囊破裂的外伤性白内障可仅有局限性

混浊。

4. 晶状体囊破裂后的白内障 若裂口小,且伤后很快闭合,则混浊局限于该处;若裂口达到一定的大小,房水继续侵入,则可形成全白内障。晶状体皮质溢出,进入前房可引起继发性青光眼或全葡萄膜炎。

【治疗】

1. 虹膜印环不需要治疗。

2. 晶状体局限混浊可暂观察,影响视力可择期行白内障摘除手术。

3. 晶状体皮质突入前房与角膜内皮相贴或继发青光眼,需急诊一期行白内障摘除术,二期植入人工晶状体。

十一、晶状体脱位

晶状体脱位(lens dislocation)是由于挫伤晶状体悬韧带断裂而使晶状体呈部分或完全性脱位。

【临床表现】

1. 视力下降,屈光状态突然改变或单眼复视。

2. 继发青光眼时,眼球胀痛。

3. 裂隙灯检查晶状体脱位

(1) 晶状体部分脱位:晶状体向悬韧带断裂的相对方向移位,在瞳孔区可见晶状体的赤道部,前房深浅不一,有虹膜震颤,玻璃体疝。

(2) 晶状体全脱位:可脱入结膜下、前房或玻璃体内,严重者也可脱出眼球外,一般都伴有眼部其他损伤或有严重并发症。

【治疗】

1. 如无严重视力下降及并发症,可暂时观察。

2. 若严重影响视力或继发青光眼应摘出晶状体。

十二、外伤继发性青光眼

外伤继发性青光眼(traumatic glaucoma)见第九章青光眼章节。

十三、脉络膜挫伤

【病史】

脉络膜挫伤(choroidal contusion)多有眼部外伤史。

【症状】

挫伤后双眼非对称性视力下降或无症状。

【体征】

眼底可见脉络膜破裂常伴有出血,早期难以发现裂伤,出血吸收后可暴露白色的巩膜,两侧缘有色素增生,视网膜血管跨越其上,常发生于视盘周围,呈与视盘同心的弧形。根据脉络膜破裂和出血范围的大小,位置,可发生不同程度的视力障碍,位于黄斑区的出血,视力可急剧下降。晚期可出现脉络膜新生血管膜,外伤性视神经病变等。

【治疗】

1. 适当给予抗炎、止血、促进吸收的药物治疗。

2. 若有新生血管形成、反复出血可采用玻璃体腔注射抗 VEGF 治疗或激光治疗。

十四、玻璃体挫伤

【病史】

玻璃体挫伤(vitreous contusion)多有明确外伤史。

【症状】

有飞蚊症的症状,视力不同程度下降。

【分类】

1. 玻璃体变性　裂隙灯下见玻璃体内黄白色点状飘浮物,日后可使玻璃体基质崩解,发生液化。

2. 玻璃体后脱离　在视盘前方看到灰白环,随眼球运动,若此环正在黄斑中心凹前,可发生一定程度的视力障碍。

3. 玻璃体疝　根据玻璃体突出的部位,分前房内玻璃体疝、角膜裂口内玻璃体疝及巩膜裂口内玻璃体疝。

4. 玻璃体脱出　钝力作用使眼球壁破裂,玻璃体可从角膜或巩膜裂口脱出眼球外。

5. 玻璃体积血　有不同程度的视力障碍及黑影浮

动,严重者仅有光感。新鲜积血时,裂隙灯下可见红色反光或红色积血。

【辅助检查】

眼部超声波检查有助于检查玻璃体情况。

【治疗】

1. 玻璃体变性　无特效治疗。

2. 玻璃体后脱离　无特效治疗。

3. 玻璃体疝　嵌在角膜或巩膜伤口时,应切除并仔细缝合创口。若玻璃体大量涌入前房使房角阻塞引起继发性青光眼时,应手术治疗。

4. 玻璃体脱出　及时将脱出到创口外的玻璃体剪除并缝合创口,同时给予抗感染药物。

5. 玻璃体积血　新鲜积血者,应以止血为主。出血停止后应采用促进血液吸收的药物,对出血量大或出血不吸收的患者,应在玻璃体机化前行玻璃体切除术。如有视网膜脱离应尽早手术。

十五、视网膜震荡

较轻的钝力通过眼内液体的传递,作用在视网膜上,造成视网膜轻微的可恢复的损伤称为视网膜震荡(retina concussion)。

【病史】

明确的眼部钝挫伤病史,多发生在伤后 6 小时后。

【症状】

不同程度视力下降。

【体征】

视网膜后极部出现一过性视网膜水肿、视力下降,数日后水肿吸收、视力恢复,不留明显的病理改变。

【辅助检查】

伤后早期 FFA 可有轻度低荧光,无荧光素渗漏。

【治疗】

1. 给予血管扩张剂、维生素 B_1 口服治疗。

2. 视网膜震荡明显水肿的可应用局部或全身糖皮质激素。

十六、视网膜挫伤

【病史】

视网膜挫伤(retina contusion)有明确的眼部钝挫伤病史。

【症状】

表现为不可逆的视力减退,中心视力可明显下降,甚至在 0.05 以下。

【体征】

视网膜呈乳白色混浊、出血,水肿范围大,严重者有樱桃红点样改变。

【辅助检查】

1. FFA 显示多有荧光素明显渗漏。较重的挫伤可使视网膜的外屏障功能破坏,出现细胞外水肿、渗出。

2. ERG 检查有 a 波和 b 波波幅下降。

【治疗】

给予血管扩张剂、维生素 B_1 及糖皮质激素口服治疗。

十七、远达性视网膜病变

【病史】

远达性视网膜病变(Purtscher retinopathy)因车祸、地震、房屋倒塌等所引起的、对头胸腹部的急性挤压伤。

【症状】

可引起一眼或双眼的视网膜病变,造成视力下降。

【体征】

在视网膜和视盘周围常见棉絮斑、出血和水肿,以及视盘水肿和(或)玻璃体积血,并伴有眼睑和结膜充血、水肿,眼球突出等。挤压性损伤或长骨骨折,可引起类似的视网膜表现,视网膜内出血散布于黄斑周围,脂肪栓子造成的棉絮斑一般较小,常位于较周边区。

【辅助检查】

FFA 显示小动脉阻塞及渗漏。

【治疗】

给予血管扩张剂、维生素 B_1 及糖皮质激素口服治疗。

十八、外伤性视网膜脱离

【病史】

外伤性视网膜脱离(traumatic retinal detachment)在外伤当时或外伤后数周至数月发生。

【症状】

主诉眼前幕布遮盖以及某一方位的黑影,早期可不伴有视力下降。

【体征】

充分散瞳后可在三面镜或检眼镜下发现视网膜裂孔。

【辅助检查】

对于眼部钝挫伤后,发生玻璃体积血的患者,应行眼部超声波检查。

【治疗】

及时手术治疗,对于玻璃体条件好的孔源性视网膜脱离,可行外路视网膜脱离复位术,而对于严重挫伤引起的玻璃体积血伴孔源性视网膜脱离,需要行玻璃体切除手术。

十九、外伤性黄斑裂孔

【病史】

外伤性黄斑裂孔(traumatic macular hole)有明确的眼部外伤史。

【症状】

视力明显下降,有中心暗点、视物变形等。

【体征】

裂隙灯前置镜下或检眼镜眼底检查可见黄斑裂孔。

【辅助检查】

OCT 检查可明确诊断,并指导治疗方案。

【治疗】

1. 黄斑裂孔较小者(孔径 <400μm),可密切观察。

2. 黄斑裂孔较大者(孔径 >400μm),需尽早手术治疗。

3. 黄斑裂孔同时合并视网膜脱离,需尽早手术治疗。

二十、外伤性视神经病变

外伤性视神经病变(traumatic optic neuropathy)是由外力的钝性打击或挤压引起视神经挫伤、视神经撕裂或视神经鞘膜内出血。

【病史】

外伤性视神经病变有明确眼部外伤史。

【症状】

视力急剧下降,甚至无光感,可伴有创伤后疼痛等。

【体征】

瞳孔直接对光反射减弱或消失,间接对光反射存在。

【辅助检查】

行视神经管 CT 及 VEP 检查。

【分类】

1. 视神经挫伤　多来自眉弓颞上方的钝击或挤压伤,导致视神经管扭曲或变形,造成视神经受压,早期(2周内)眼底检查完全正常,晚期视神经色苍白。

2. 视神经撕裂　分为部分性撕裂和完全性撕裂即视神经撕脱。

(1) 部分性撕裂表现为在视盘撕裂处呈局限性向后凹陷,如凹陷被出血遮盖,则只有待出血吸收后才能见到,相应于撕裂处的视网膜血管常变细,视神经周常常有多处出血包绕。

(2) 完全性撕裂则表现为视神经处呈一较深的黑洞,常并发较广泛的视网膜出血甚至玻璃体积血,视网膜血管极细甚至看不见,时久凹陷被纤维组织所充填。

(3) 视神经鞘膜内出血:视网膜静脉怒张、迂曲,视网膜出血,视盘水肿,邻近视盘有红圈,晚期视神经萎缩。

【治疗】

若有视神经管骨折,请神经外科会诊,行手术治疗;单纯视神经挫伤,给予营养神经、改善微循环、减轻水肿等药物治疗。

二十一、眼球脱臼

【诊断】

1. 眼球脱臼(eyeball luxation)是由于多种原因造成眶压增高,驱使眼球向前脱出于睑裂之外。

2. 眼球脱臼根据程度不同分为眼球半脱臼和眼球全脱臼。

【治疗】

1. 积极处合并的角巩膜裂伤,恢复眼球的完整性。

2. 将眼球还纳,恢复其解剖复位,以减轻组织水肿及对视神经的损伤;眼球脱臼不可暴力还纳,应考虑以下还纳技巧:外眦切开复位,有时需切断外眦韧带,必要时外侧结膜切口进入眼眶排出部分积血。

3. 如果视功能完全丧失,眼内破坏严重且有3条以上眼外肌断裂,这种眼外伤即使使眼球复位,也不可避免出现眼球前段的缺血,已无保存可能,应尽早摘除受伤眼球。

4. 视功能和外观的恢复(如处理斜视、眶壁骨折、眼睑畸形、泪小管断裂等)。

5. 眼球脱臼因眼球高度突出,眼表失去眼睑保护,术前术中应注意保护角膜,术前眼球表面涂大量眼膏并湿房保护,以免角膜干燥混浊,或加重损伤,术中仔细清洗眼球表面,去除异物并注意保护角膜。

二十二、眼眶挫伤

当打击眼眶时可产生眼眶骨折,眶内出血,眶内组织受损。

【病史】

眼眶挫伤(orbital contusion)有眼及颅脑外伤史。

【症状】

视力可不受影响或有不同程度下降,双眼复视,疼痛(尤其眼球企图在垂直方向运动时),局部触痛。

【体征】

鼻子受打击后出现眼睑肿胀和捻发音。可伴有眼球运动障碍,眼球内陷,脑脊液漏,鼻出血。

眶内出血:当眶内大量出血或积血时,眶内压增加而发生特有的压迫症状,如肌圆锥内出血,眼球向正前方突出;肌圆锥外出血,眼球向侧方突出。由于眼球被压及突出,限制了眼球运动,可发生复视。又因静脉回流障碍,使球结膜发生高度淤血性水肿,导致眼睑不能闭合。眶内动脉受压,可出现视网膜中央动脉阻塞的眼底征象。视力低下,甚至完全失明。

其他体征:常伴有颅脑及鼻窦的外伤,鼻出血、眼睑水肿、出血斑。眶上缘和眶顶骨折可导致同侧额部的滑车上神经或眶上神经分布区感觉减退和上睑下垂,牙关紧闭,颧骨变平。可触及的眶下缘畸形是三角形骨折的特征,可使视神经管骨折,眼球破裂伤,引起视力下降。

【分类】

1. 按骨折性质可分为爆裂性骨折和非爆裂性骨折。

眶壁爆裂性骨折:以眶下壁、内侧壁骨折多见。复视,眼球运动受限,尤其是向上或向外注视明显,皮下或结膜气肿,眶下神经分布区(同侧面颊和上唇)感觉减退,点压痛,眼球内陷(起病时可被眼眶水肿掩盖)。

2. 按骨折部位可分为眶下壁骨折(眶底骨折)、眶内侧壁骨折、眶外侧壁骨折、眶顶骨折等。

(1) 眶下壁骨折(眶底骨折):常伴上颌骨骨折和上颌窦损伤,眼眶组织及眼外肌陷入上颌窦,出现眼球下陷及垂直运动受限,可有垂直位斜视。

(2) 眶内侧壁骨折:易发生眼睑皮下气肿,严重者可出现水平运动障碍及眼球后退综合征,由于内直肌嵌顿,眼球外转受限,亦可同时伴有鼻部畸形和内眦移位。

(3) 眶顶骨折:可伤及提上睑肌,出现上睑下垂。波及眶上裂时可出现眶上裂综合征,最严重的是颅前窝破裂。

(4) 眶尖骨折:合并视神经管骨折,视神经受压或被切断,严重影响视力或立即失明,出现眶上裂综合征或眶尖综合征。

【治疗】

1. 伤后早期可用糖皮质激素减轻组织水肿和粘连。

局部可使用减轻鼻出血的药物,如伪麻黄碱喷鼻剂。口服广谱抗生素。避免擤鼻涕。伤后24~48小时内可冷敷。

2. 针对不同部位骨折

(1) 单纯眶缘骨折:无明显移位者,无需治疗。

(2) 眶底骨折及眶内壁骨折:有复视或眼球内陷者,可行手术整复。

(3) 视神经管骨折:要及早进行视神经管开放减压术。

(4) 眶顶骨折:伴额骨破损大者,应与脑外科合作,采用颅眶联合手术,将骨片复位。

3. 眶内出血　眶内单纯出血,量多时可用止血剂,压迫绷带。因出血致眶压增高者,应切开外眦减压,绷带压迫。对眼球突出者,应保护角膜,防止发生干燥及溃疡。需涂大量的油膏,或用湿房眼罩,必要时可施行眼睑缝合术。

4. 合并颅脑及其他外伤　应请有关科室协助处理。

二十三、眼肌挫伤或断裂

眼肌挫伤或断裂(eye muscle contusion or rupture)多见于耳鼻喉内窥镜手术并发症,详见第十四章斜视,眼肌疾病章节。

第二节　开放性眼外伤

一、开放性眼睑外伤

(一) 一期处理原则

1. 眼睑外伤的评估　眼睑损伤常伴有多发性的创伤,必须先处理威胁生命的创伤而暂缓处理眼部损伤,待无生命危险后再行眼部损伤的处理,或在颅脑及颌面外伤处理同时进行眼部外伤手术。其次要判定是否伴随眼球的破裂伤,如伴有眼球损伤时,应先处理眼球外伤,然后处理眼睑外伤。

2. 眼睑外伤的处理　首先止血,眼睑止血采用压迫法即可,如有出血点可用血管钳钳夹止血或烧灼止血,尽管少用或不用缝线结扎止血,以免造成线结反应。其次要抗感染,开放性损伤者要在48小时内肌注破伤风抗毒素,如伤前半年内注射过者可免注射。全身应用抗生素3天。

开放眼睑外伤一期处理中清创是至关重要的,清创包括清洗去污,及清创伤口。清洗皮肤:用无菌纱布覆盖伤口,再用汽油或乙醚擦去伤口周围皮肤的油污。术者洗手、戴手套,更换覆盖伤口的纱布,用软毛刷蘸消毒皂水刷洗皮肤,并用冷开水冲净。然后换另一只毛刷再刷洗一遍,用消毒纱布擦干皮肤(图16-2-1)。清洗伤口:去掉覆盖伤口的纱布,以生理盐水冲洗伤口,用消毒镊子或小纱布球轻轻除去伤口内的污物、凝血块和异物(图16-2-2)。

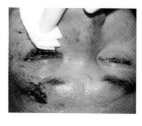

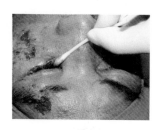

图 16-2-1　无菌纱布覆盖伤口,清洗皮肤　　图 16-2-2　清洗伤口

清洗伤口后即开始清理伤口:用安尔碘消毒皮肤,铺盖消毒手术巾准备手术。术者重新刷手,穿手术衣,戴手套后即可清理伤口。

浅层伤口,切面止血,消除凝血块和异物,将所有异物取出,尤其是木质异物残留,更易导致眶内感染。去除污秽组织至创面可见新鲜出血点,但要尽量保留破碎的、细小的眼睑组织,因眼睑血运丰富,即使眼睑细小皮片已呈紫色,只要对位缝合都可成活,因此清创时尽量不要切除眼睑组织。

为了处理较深部伤口,有时可适当扩大伤口和切开筋膜,创面较深或污秽者要用过氧化氢液清洗后再以生理盐水冲洗,直至比较清洁和显露血液循环较好的组织。

如同时有眶骨粉碎性骨折,应尽量保留骨折片,已与骨膜游离的小骨片则应予清除。

3. 动物咬伤的处理 一旦动物咬伤要在伤后 48 小时内注射狂犬疫苗,伤口开放 72 小时后进行一期修复。因眼睑为功能性器官,不应开放 3 个月,仅开放 72 小时即可。但在伤后应即进行伤口的清创,然后再等待修复(图 16-2-3,图 16-2-4)。

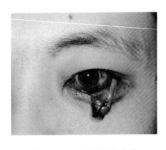
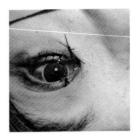

图 16-2-3 下睑狗咬伤　　图 16-2-4 开放 72 小时清创后分层缝合,并行泪小管吻合

4. 眼睑外伤一期修复原则 眼睑外伤修复应越早越好,以伤后 8~48 小时进行效果最好,但因眼睑血运丰富,抗感染力强,即使伤后达 72 小时也可一期缝合修复,在我们临床病例中有伤后 5~7 天眼睑外伤一期修复者,经彻底清创及抗感染治疗,术后效果良好。

在急诊行眼睑损伤修复时重要的是:不要看到满目的血迹而惊慌,要仔细分辨组织层次,然后将眼睑分层分结构进行缝合复位,伴组织缺损者则需行眼睑的重建。如只是单纯眼睑裂伤则行间断缝合即可,如涉及睑缘裂伤则注意睑缘的缝合。

如果伴有眼睑组织缺损者,小于等于眼睑全长 1/4 的缺损可直接拉拢缝合,必要时可行外眦切开以松解眼睑,如缺损较大可行局部滑行皮瓣或转位皮瓣、游离皮片等修复。大于眼睑全长 1/4 的眼睑缺损则采用眼睑重建技术。内眦韧带断裂者则应一期行内眦韧带的缝合固定。

检查时嘱患者睁眼,如上睑可略提起,说明提上睑肌可能部分损伤或无损伤,如上睑不能提起,则提上睑肌损伤可能性极大,如有提上睑肌损伤,在一期伤口缝合应进行提上睑肌的修补缝合术。

近内眦部的眼睑裂伤须注意有无泪小管的裂伤,以探针探查泪小管来确定其是否损伤,如有泪小管断裂应一期时行泪小管吻合术。

(二)单纯眼睑皮肤裂伤缝合

不伴有眼睑组织缺损,可直接拉拢缝合者。

1. 麻醉 2%利多卡因及0.75%布比卡因(1:1混合,含1:100 000肾上腺素)局部浸润麻醉。

2. 6-0尼龙线采用间断缝合法行单纯眼睑皮肤裂伤的缝合(图16-2-5~图16-2-8)。

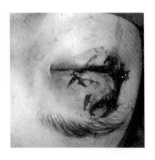

图 16-2-5 清创后

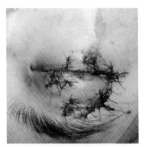

图 16-2-6 直接拉拢缝合

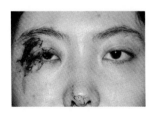

图 16-2-7 玻璃扎伤

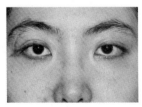

图 16-2-8 图 16-2-7 患者术后半年

（三）累及睑缘的眼睑全层裂伤缝合

【手术方法】

1. 麻醉　2% 利多卡因及 0.75% 布比卡因(1∶1 混合，含 1∶100 000 肾上腺素)局部浸润麻醉，儿童患者采用全麻。

2. 修剪两侧创缘。

3. 睑缘对合　睑缘切口不可采用间断缝合方法，否则术后将形成凹角畸形，应采用褥式缝合方法，一般采用水平褥式缝合法，以此方法可使切口边缘外翻及创面紧密闭合，缓解切口的张力(图 16-2-9)。

4. 睑板缝合　以小钩拉开皮肤伤口暴露睑板，以 6-0 可吸收线行 2/3 睑板板层间断缝合(图 16-2-10)。不必缝合睑结膜，因睑结膜与睑板紧密附着，睑板对合后睑结膜则自动对合。

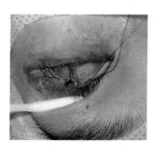

图 16-2-9　睑缘水平褥式缝合

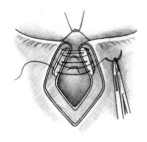

图 16-2-10　睑板层的缝合

5. 皮肤以 6-0 尼龙线间断缝合，于睫毛后 2mm 处行皮肤间断缝合，将睑缘缝线埋于皮肤缝线之下。

6. 术后处理　加压包扎 48 小时，6 天拆除皮肤缝线，8~10 天拆除睑缘线(图 16-2-11，图 16-2-12)。

注意：在很多急诊眼睑外伤中，接诊医生往往认为伴有眼睑组织缺损者，经清创后可以直接拉拢缝合(图 16-2-5)，其实是因为眼睑水肿，组织裂开，给人以组织缺损的假象。

睑缘的正确对合是眼睑全层裂伤缝合的关键，如睑缘

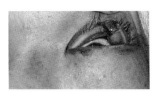
图 16-2-11　左上睑全层裂伤

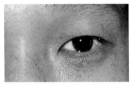
图 16-2-12　全层裂伤缝合术后三周像

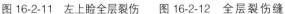

对位不正确则会出现睑缘成角、切迹、睫毛乱生、倒睫或缺损等畸形。

（四）眼睑前层缺损修复

1. 滑行皮瓣修复眼睑前层缺损　适用于缺损范围小而缺损周围皮肤较松弛者。

【手术方法】

（1）局部浸润麻醉。

（2）设计双侧滑行皮瓣，皮肤及眼轮匝肌切开，形成双侧的眼轮匝肌皮瓣。

（3）皮瓣滑行至缺损区，以 6-0 丝线间断缝合（图 16-2-13，图 16-2-14）。

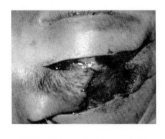
图 16-2-13　双侧滑行皮瓣

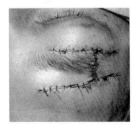
图 16-2-14　术毕

（4）术后处理加压包扎 24 小时，5 天拆除皮肤缝线（图 16-2-15，图 16-2-16）。

2. 颞侧旋转皮瓣修复眼睑缺损

【手术方法】

（1）局部浸润麻醉。

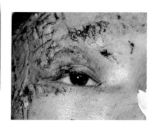

图 16-2-15　车祸伤后上睑缺损

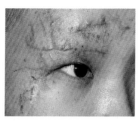

图 16-2-16　双侧滑行皮瓣术后三周

(2) 沿缺损区边缘向颞侧作延长切口,切口长度以皮瓣可以无张力旋转至颞侧缺损区为度(图 16-2-17)。

(3) 皮瓣旋转至缺损区,皮肤间断缝合(图 16-2-18)。

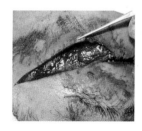

图 16-2-17　颞侧旋转皮瓣

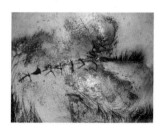

图 16-2-18　皮瓣转位修复眼睑前层缺损

(4) 术后处理　同前(图 16-2-19,图 16-2-20)。

3. 游离皮片移植　眼睑前层缺损而无法采用局部皮瓣修复者。

(1) 清创　见上、下眼睑及额部皮肤缺损(图 16-2-21),额部缺损采用局部滑行皮瓣修复(图 16-2-22)。

(2) 取上臂或大腿内侧全厚皮片,将皮片修剪后置于妥布霉素盐水中待用,供区拉拢缝合。

(3) 将皮片分成两片,分别与上、下眼睑缺损边缘缝合,预留长线,包堆加压(图 16-2-23)。

(4) 睑缘粘连　上、下睑缘外侧 1/2 灰线后唇作创面,

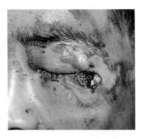

图 16-2-19　外伤眼睑缺损，图示为下睑颞侧皮肤缺损

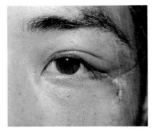

图 16-2-20　图 16-2-19 患者术后两周像

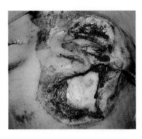

图 16-2-21　清创后上下眼睑前层缺损

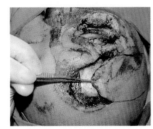

图 16-2-22　患者额部缺损区局部滑行皮瓣修复,滑行皮瓣设计

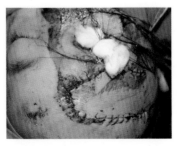

图 16-2-23　游离皮片修复上下眼睑前层缺损

行睑缘粘连术。

（5）术后处理 加压包扎 5 天,10 天拆除眼睑缝线,额部及大腿供区缝线 8 天拆除（图 16-2-24,图 16-2-25）。

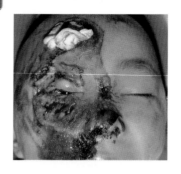

图 16-2-24 车祸伤后 48 小时,眼睑及额部皮肤缺损

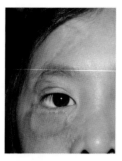

图 16-2-25 图 16-2-24 患者术后一年像

（五）眼睑全层缺损修复

【手术方法】

1. 麻醉 局部浸润麻醉。

2. 清创。

3. 结膜滑行瓣 上方穹隆结膜作滑行结膜瓣修复结膜缺损（图 16-2-26）。

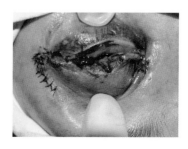

图 16-2-26 眼睑全层缺损范围

4. 睑板缺损修复 取眼库保存异体巩膜置入妥布霉素盐水中复水 15 分钟,按眼睑缺损大小修剪巩膜,以双层或单层异体巩膜替代睑板缺损,异体巩膜鼻侧与睑板残端缝合,颞侧缝于外侧眶骨膜上,上方与提上睑肌缝合,下方作下睑对应灰线后唇创面,异体巩膜与下睑后唇缝合(图 16-2-27)。

5. 皮肤缺损修复 皮肤缺损采用局部滑行皮瓣修复(图 16-2-28)。

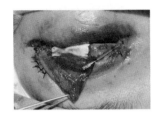 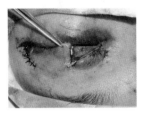

图 16-2-27 异体巩膜修复睑板缺损　图 16-2-28 皮肤滑行瓣修复眼睑前层缺损

6. 术后处理 加压包扎 3 天,7 天拆除皮肤缝线。术后 2 个月行睑缘切开(图 16-2-29,图 16-2-30)。

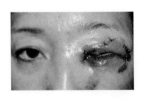 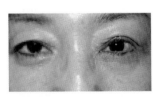

图 16-2-29 外伤后 12 小时,上睑外侧 1/2 眼睑全层缺损　图 16-2-30 患者术后一年,眼睑成角畸形矫正术后两个月像

(六) 提上睑肌断裂的修复

【手术方法】

1. 麻醉 尽可能在局部麻醉及患者配合下一期修复提上睑肌的损伤。

2. 寻找提上睑肌　拉开皮肤伤口,暴露眶隔,于近眶缘的脂肪后方行伤口探查。当提上睑肌损伤后,提上睑肌会向上收缩,用有齿镊夹位提上睑肌,嘱患者向上注视,如夹住确为提上睑肌则会感到向上的牵拉力,以 6-0 可吸收线将提上睑肌重新缝合于睑板上缘,或将两断端缝合(图16-2-31)。

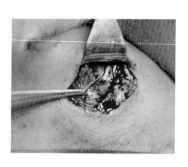

图 16-2-31　于近眶缘处寻找提上睑肌断端

3. 皮肤缝合　眶隔不必缝合,皮肤以 6-0 尼龙线或丝线间断缝合。

4. 术后处理　加压包扎 48 小时,术后 6 天拆除皮肤缝线(图 16-2-32,图 16-2-33)。

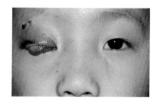

图 16-2-32　眉弓部上睑皮肤裂伤一周,上睑下垂、结膜脱垂

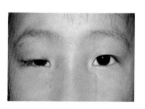

图 16-2-33　提上睑肌腱膜修复后三个月,仍残有轻度上睑下垂

（七）泪小管断裂一期吻合术

眼睑内侧尤其是近内眦部的挫伤及撕裂伤都可能导致泪小管断裂及内眦韧带断裂，因此在近内眦部眼睑外伤检查时一定要注意泪小管损伤情况的探查，检查方法可采用泪道冲洗法或探针探查法来确定。泪小管断裂影响泪液排出，如不采取适当治疗会引起永久性溢泪，因此要尽可能行一期吻合而恢复泪道的解剖学形态及生理功能。

【手术方法】

1. 麻醉　尽可能于局部麻醉下进行手术。2% 利多卡因（含 1∶100 000 肾上腺素）皮肤伤口局部浸润麻醉。

2. 寻找泪小管断端　清理伤口后于伤口两侧做牵引线以充分暴露伤口，如泪小管断端近泪点，则易于寻找，如果断端距泪点超过 5mm 时，因过于靠近内眦而且位置较深，寻找则较为困难。

泪小管断端寻找方法：

（1）直接法：临床上最常采用的方法。在手术显微镜下，用有齿镊夹住泪小管泪点端，牵拉泪小管使其复位，由此估计泪小管鼻侧断端位置，<4mm 的断裂，按泪小管的解剖位置，鼻侧断端应在睑缘结膜下寻找，而 >5mm 以上的断裂，应在泪阜及内眦韧带附近寻找。泪小管断端为色淡、圆形管腔，管壁光滑，易于与周围组织区别，找到泪小管断端后以泪道探针插入，经泪囊、鼻泪管顺利进入鼻腔即可证实此为正确的泪小管断端。如不易发现者，可由上泪点注入美蓝液来帮助寻找下泪小管断端。

（2）螺旋式探针法：螺旋式探针插入上泪小点，旋转前进至下泪小管，由下泪小管的鼻侧端露出探针尖端（图16-2-34）。

3. 泪小管插管

（1）直接插入法：用细探针或五号针头穿入硬膜外硅胶管内，从下泪点经泪小管断端进入泪囊，经鼻泪管后至鼻腔，硅胶管一端固定于下睑皮肤（图 16-2-35）。

注意：硬膜外硅胶管插管虽然便捷，便宜，但插管是盲插可能插入的是假道，而且硅胶管不易固定，易于脱出而致手术失败。因此目前已不建议采用此方法。

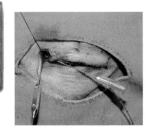

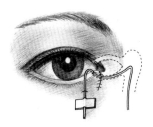

图 16-2-34　经下泪点插管　　图 16-2-35　下泪点插管示意图

（2）U 形管法：以泪点扩张器扩大上泪点，下泪点插管后，U 形管另一端再经上泪点插入经鼻泪管至鼻腔（图 16-2-36）。然后由鼻腔中抽出 U 形管两端，于鼻腔内打结后缝合固定于鼻前庭处的中隔黏膜上（图 16-2-37）。

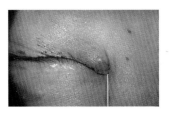

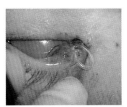

图 16-2-36　插入探针　　图 16-2-37　U 形成管经上下泪小管插管

4. 吻合泪小管　首先解剖泪小管断端的上、下、前壁，后壁与睑板紧密相连不必分离，以 8-0 可吸收线行泪小管三个壁吻合，每壁各吻合一针（图 16-2-38，图 16-2-39）。

5. 缝合　分层缝合睑板、眼轮匝肌，皮肤层以 6-0 丝线间断缝合。

6. 术后处理　术后加压包扎 48 小时，皮肤缝线 7 天拆除，泪管插管术后 3 个月拔出。拔管后每周 2 次用抗生素眼药水冲洗泪道 1 个月（图 16-2-40，图 16-2-41）。

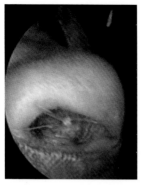

图 16-2-38　U 形管缝合固定

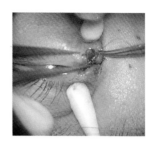

图 16-2-39　吻合泪小管

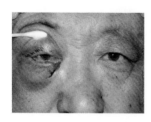

图 16-2-40　泪小管断裂术前

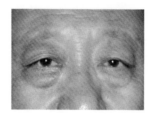

图 16-2-41　泪小管吻合术后三个月

　　注意：正确而及时的一期泪小管断裂吻合成功率可达90%，如一期未能及时吻合或吻合失败，仍可在伤后 7 日内行一期吻合。泪小管的缝合时应仅缝合泪小管外层组织，否则损伤泪小管内壁黏膜可导致泪小管狭窄及闭锁。

二、结膜裂伤

【病史】

　　结膜裂伤（conjunctival laceration）有外伤史，确定致伤性质。

【症状】

　　眼痛，流泪。

【体征】

多伴有结膜下出血及结膜水肿,裂隙灯显微镜检查可见结膜伤口,可伴有巩膜板层或全层裂伤,眼肌损伤等其他眼部组织损伤。

【辅助检查】

必要时行眼眶 CT 检查除外眶壁骨折。

【治疗】

1. 给予局部抗生素滴眼液治疗。

2. 受伤后 24 小时内,较大儿童及成人需行破伤风抗毒素肌内注射。

3. 伤口小于 5mm,可自然愈合,不需要缝合;5mm 以上的结膜裂伤应缝合,特别是创缘两侧有张力且呈裂开状,应仔细对合伤口,避免嵌入 Tenon 囊组织,注意泪阜和半月皱襞的解剖关系。

4. 怀疑有巩膜裂伤,要行巩膜伤口探查术。

【结膜裂伤缝合术】

1. 手术步骤

(1)表面麻醉或局部浸润麻醉,充分暴露球结膜、穹隆结膜,清除伤口及结膜囊异物。

(2)探查并除外巩膜裂伤、眼内异物存留情况。

(3)结膜缝合可用可吸收线,或 5-0 以下的丝线。对齐结膜损伤边缘,可间断缝合;也可连续缝合,为防缝线松脱,可将连续缝合线的两端打结。可吸收线可行埋藏缝合。

(4)术毕涂抗生素眼膏,眼垫遮盖或绷带包扎术眼。

2. 术中注意要点

(1)缝合时勿使筋膜组织嵌入伤口内而造成伤口延迟愈合。

(2)当结膜有缺损面时,可沿创缘两侧行结膜下潜行分离,以缓解结膜创缘张力,再行对位缝合。球结膜大片缺损,也可用转移结膜瓣方法进行修补缝合,甚至从健眼取材(图 16-2-42~ 图 16-2-44)。

(3)注意泪阜和半月皱襞的解剖关系。

(4)结膜线结勿留太长,以免触及角膜,造成角膜损伤。

3. 术后每日或隔日换药,伤口较长或行结膜瓣移植

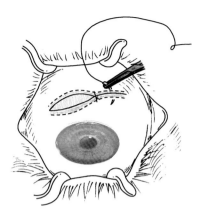

图 16-2-42　球结膜裂伤松解拉拢对位缝合

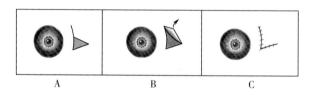

图 16-2-43　延长切口，松解结膜瓣对位缝合

A. 将一侧创缘沿角膜缘延长；B. 分离结膜下，形成一个三角形结膜瓣；C. 将三角形结膜瓣拉至对侧创缘，间断缝合

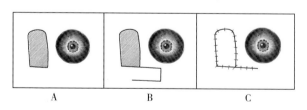

图 16-2-44　利用结膜瓣转位与缝合，修补伤口

A. 缺损在一侧球结膜；B. 作带蒂结膜瓣；C. 将结膜瓣转位，创缘作间断缝合）侧创缘，间断缝合

者应连续包扎患眼 2~3 日。日间可滴抗生素眼液 3~4 次，晚间涂抗生素眼膏。术后 5~7 日拆除缝线。伤口面积较大，污染较严重者应口服抗生素预防感染。

三、角膜裂伤

【病史】

角膜裂伤(corneal laceration)有明确的外伤史；细长锐器刺伤多为眼球单纯性穿孔伤，碎屑飞溅伤、火器伤多并发眼内异物或为贯穿伤。

【症状】

视力不同程度的下降；眼痛，流泪。

【体征】

可见角膜伤口；前房变浅，可伴有前房不同程度的积血；房闪可为阳性；可伴有眼内组织脱出，如虹膜嵌顿于伤口；瞳孔变形；可伴有眼内其他组织的损伤，如虹膜损伤和晶状体损伤等；可发生外伤性眼内炎；可伴有眼内异物存留。

【辅助检查】

1. 急诊需行眼眶 CT 检查，明确有无合并眼内异物及眶内异物。

2. 择期行眼超声波检查，了解玻璃体及视网膜情况。

【治疗】

伤口处理：急诊行角膜裂伤缝合术。

【角膜裂伤缝合术】

1. 适应证

(1) 角膜伤口较大，创缘对合欠佳，前房不能形成。

(2) 整齐而较小的伤口经包扎及使用角膜接触镜观察 1~2 日，伤口荧光染色仍有"溪流"征。

(3) 有虹膜等眼内组织嵌塞于角膜伤口或有角膜组织缺损。

(4) 角膜板层裂伤，且伤口较深、范围较大，特别是前板层呈游离瓣状。

2. 手术步骤

(1) 术前宜用生理盐水清洁眼睑皮肤，轻轻冲洗眼结膜囊。

（2）麻醉方法：采取球后麻醉方式，儿童及不合作者应全身麻醉。伤口小且非常合作患者，可仅用表面麻醉。

（3）开睑：开睑器开睑，若开睑器增加眼球压力造成伤口处眼内容进一步流失，则用眼睑缝线牵拉开睑。

3. 修整创缘　开睑后应再次在显微镜下仔细清洁角膜伤口，或用浸湿的棉签轻轻拭去污物。清洁伤口创缘，用显微镊子和尖刀刮除渗出物及粘连的色素组织、糜烂的上皮，使角膜实质创面清晰、光洁。

4. 角膜伤口的缝合

（1）总的原则：缝合线采用 10-0 尼龙线。缝合顺序依伤口情况而定，到达角膜缘的伤口，可先将角膜缘对合；对于成角的伤口，先将尖端对位缝合。瞳孔区缝线宜跨度小、针距略大，以减少角膜中心区散光，保护视力。周边直线伤口，可连续缝合。缝合时要达到角膜实质深层，即角膜厚度的 2/3~4/5；避免虹膜嵌塞或缝合于伤口内；伤口密闭应达到水密合或确实的气密合程度。

（2）缝合方法：包括间断缝合、连续缝合、8 字形缝合以及荷包式缝合等。

1）间断缝合：注意保持各缝线间张力的均匀分布。其进出针位置应距创缘 1.5~2mm，缝线垂直跨越创缘。在周边角膜进针深度可达全层角膜厚度的 4/5；在瞳孔区角膜缝线深度应适当减浅，常为角膜厚度的 1/2~2/3。

2）连续缝合及 8 字形缝合：适用于不在瞳孔区的较小角膜创口，优点为使缝线张力均匀分布，创口对合整齐，减少线结，因而减少异物感。但缝合时要注意防止缝线断裂。连续缝合及 8 字形缝合进针方法和深度与间断缝合相似，但其起止点多选在创缘内面，最终将线结理在创口基质层内。

3）荷包式缝合：适用于 T 形、星状或瓣状伤口，其操作方法即在创口部某一游离角膜瓣上用刀片做一向心的小的弧形板层切口，以此基质层为起止点，经由各游离角膜瓣的深基质层，做一连续类圆形缝合、结扎，使各角膜瓣向创口中心聚拢而密闭创口，线结埋入基质层中。

（3）特殊类型角膜伤口缝合：

1) 累及角巩膜缘创口及类 Z 形角膜创口的缝合:应先准确对合角巩膜缘处创缘,以恢复角膜基本的形态,再进行其他部位的角膜缝合。如角巩膜缘处创口张力较大,10-0 尼龙线无法严密对合时,可在角巩膜缘的巩膜侧采用7-0 或 6-0 可吸收线进行缝合,再用 10-0 线缝合角膜侧创口。类 Z 形创口,应先对位转折处创口,并间断缝合一针,然后对各线段伤口进行间断或连续缝合。

2) 斜行创口的缝合:采用间断缝合,斜行创口上瓣缝线跨度适当加大,以达到深层组织对合。如角膜创口既存在垂直伤口,又存在斜行伤口,先对垂直伤口进行缝合,后再处理斜行创口。

3) 三角形创口的缝合:先对三角形瓣尖端进行间断缝合,然后对三角形两边进行缝合,并且缝线向尖端倾斜以达到创口密闭。

4) T 形、星形或花瓣状伤口的缝合:缝合方法除上述的荷包式缝合外,尚可采用多重间断缝合。

5) 组织缺损创口的缝合:小的组织缺损的创口,可通过多重间断缝合方法达到前房密闭,但术后角膜白斑和大的不规则散光形成是不可避免的。该类创口也可通过移行角膜瓣进行修补,其方法是在创缘一侧或两侧做一长度稍长于创口的板层切口作为松解切口,10-0 尼龙线自松解切口基质层进针,跨越创缘从对侧角膜或对侧松解切口基质层出针,结扎缝线后松解切口侧表面组织移向创口,从而达到封闭创口的目的。但移行角膜瓣上皮须刮除。对于缺损较大的角膜创口,在急症手术时往往缺乏角膜材料,而不能进行一期角膜移植修补,此时可采用创口近侧的球结膜覆盖角膜缺损处,二期进行前房成形和角膜移植术。

5. 术中注意要点

(1) 缝合角膜时,缝线穿过角膜组织应与伤口方向垂直,角膜伤口两侧缝合深度一致。

(2) 斜行伤口的缝合,钝角侧进针部位距离创缘要近些(图 16-2-45)。复杂角膜伤口,如 T 形、星形伤口的缝合,可采用 8 字式、荷包式缝合(图 16-2-46,图 16-2-47)。

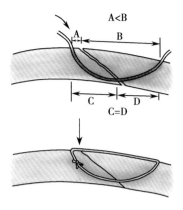

图 16-2-45　角膜斜行伤口缝合,钝角侧进针距创缘近(A<B)

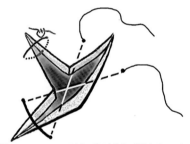

图 16-2-46　T 形角膜裂伤间断结合 8 字缝合

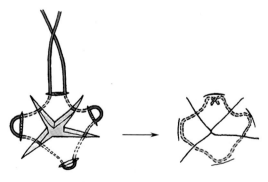

图 16-2-47　星形角膜裂伤荷包式缝合

（3）缝合结束时，为检查伤口密闭情况及促成前房形成，可从接近角膜缘的伤口一端，深入钝性弯针头，在虹膜表面边注入无菌生理盐水或纯净空气，边抽出针头，前房即可形成。有时需要注入少量黏弹剂。以上操作均应注意勿损伤晶状体和角膜内皮。注入无菌生理盐水或纯净空气时勿使眼压升高。注入的黏弹剂，手术结束时应尽量去除，以免术后高眼压。

（4）对于角膜比较糜烂，或角膜有少部分缺损的伤口，可在缝合角膜伤口后行结膜瓣遮盖以保护角膜伤口并促进其愈合。结膜瓣可直接分离角膜缘附近的球结膜，也可游离球结膜做桥式遮盖（图16-2-48）。

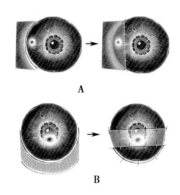

图 16-2-48　结膜瓣遮盖角膜伤口
A. 距角膜伤口较近侧球结膜分离后直接牵拉遮盖；B. 游离桥状球结膜进行角膜伤口遮盖

（5）手术结束时，应尽量将线结导入角膜实质内，以避免线结暴露，患者磨痛，并引起长期眼部刺激症状。

6. 术中并发症及处理

（1）虹膜脱出的处理：对于伤后时间较短、组织新鲜、色泽纹理清晰的虹膜，去除表面渗出物、彻底冲洗后还纳于眼内。对于脱出时间较长、表面污秽、渗出物不易去除的虹膜则剪除。还纳虹膜较困难时，可在角膜伤口缝合后，从远离虹膜脱出的伤口一端，或在对侧角膜缘另行切口,伸入虹膜恢复器或钝性弯针头,于虹膜表面从周边向中心分离,将虹膜从伤口中拉向眼内。

(2) 向前房内注入无菌空气时,气体进入后房,前房不能形成。此时不必勉强前房形成,特别是导致眼压升高时,说明伤口已密闭,宜放出部分气体口眼压恢复正常,或注入少量黏弹剂或包扎观察。

(3) 有时无论怎样处理,都不能避免虹膜前粘于伤口内面,只要不在瞳孔区,不在伤口处形成嵌顿、脱出,可不处理。

7. 术后常规处理

(1) 注射破伤风抗毒素。

(2) 全身应用抗生素、糖皮质激素和非甾体抗炎药3~5 天,以抑制眼内炎症反应。术后每日换药至 1 周,前房有炎症反应时,可行结膜下注射抗生素、糖皮质激素或增加滴眼液次数。

(3) 复杂伤口或行结膜瓣遮盖者应连续包扎患眼数日。经数日,结膜瓣多可自行退回原位。未能完全退回的,可在角膜瘢痕形成后,手术切除。

(4) 角膜伤口密闭平整术后第 2 日即可改为眼垫遮盖。患者日间可滴抗生素和糖皮质激素(或混合液)滴眼液 4~6 次,晚间涂 1% 阿托品眼膏、抗生素眼膏。阿托品眼药应用一般到术后 2 周。以后可改为短效散瞳剂活动瞳孔。

(5) 术后 1 个月以后视伤口愈合情况拆除缝线。

8. 术后观察注意角膜伤口密闭　前房形成,与对侧眼等深;是否有感染,甚至眼内炎征象;以及眼压高、晶状体异常等并发症。

9. 角膜伤口拆线时间 1 个月以上多可拆除,也有主张 3 个月拆除缝线的。应视伤口具体情况而定。

(1) 缝线已松弛,对角膜伤口已不起任何支撑作用,常粘连分泌物,引起术眼异物感,应予拆除。此时即使伤口未愈合,也应拆线后重新缝合。

(2) 角膜瘢痕处有新生血管长入时,应拆除该处缝线。

（3）为减少眼部刺激症状、减轻瘢痕形成，又担心伤口愈合不佳时，术后 1 个月可拆除部分缝线，如间断拆除缝线、拆除瞳孔区缝线、拆除伤口直线部分的缝线、拐角处缝线延迟拆除等。

四、巩膜裂伤

【病史】

巩膜裂伤（scleral laceration）有明确的外伤史致巩膜损伤。

【体征】

1. 可见裂开的巩膜伤口及脱出的葡萄膜组织。

2. 可见嵌于巩膜伤口内的透明玻璃体。

3. 较严重的局限一侧的黑紫色结膜下出血，伴有低眼压、瞳孔变形移位。

4. 巩膜损伤致损伤晶状体的机会很少，但脉络膜、视网膜和玻璃体的损伤则是不可避免的，在玻璃体内常伴有不同程度的积血和混浊，有时会伴有视网膜脱离。

【辅助检查】

1. 急诊需行眼眶 CT 检查，明确有无合并眼内异物及眶内异物。

2. 择期行眼超声波检查，查看玻璃体及视网膜情况。

【治疗】

1. 伤口处理　需急诊行巩膜裂伤缝合术。

（1）麻醉方法：多采取球后麻醉方式，儿童及不合作者应全身麻醉。

（2）开睑：若开睑器增加眼球压力造成伤口处眼内容进一步流失，则用眼睑缝线牵拉开睑。眶压高影响眼球暴露者，可行外眦切开。

（3）巩膜缝合：宜在手术显微镜下进行。应将伤口周围的球结膜完全打开。用 5-0~8-0 缝线做对位间断缝合，缝针深度应达到 1/2 巩膜厚度。用虹膜恢复器向眼内按压脉络膜，缝线不可穿过脉络膜。后巩膜裂伤伤口张力较大，可从伤口近角膜缘端开始，边缝合边向后分离筋膜组织，暴露巩膜伤口，并暂时保留缝线约 10mm 作为牵引线，用于暴露后面的巩膜伤口。

(4) 脱出物的处理：

1) 若有玻璃体脱出，用棉签将玻璃体粘起，剪刀紧贴巩膜面将其剪除。

2) 对脱出的葡萄膜，剪除要慎重，一般有结膜保护、污染不严重的葡萄膜均应还纳眼内。

(5) 清洁筋膜囊，尽量清除葡萄膜组织，然后复位断离的直肌，缝合球结膜。

(6) 若眼球塌陷严重，可在伤口对侧睫状体平部穿刺，向玻璃体腔内注入平衡盐溶液恢复眼压。

(7) 结膜下可注射抗生素或糖皮质激素，涂 1% 阿托品眼膏、抗生素眼膏，绷带包扎术眼。

2. 术后常规处理

(1) 全身应用抗生素，以预防感染。应用糖皮质激素和非甾体抗炎药，以抑制眼内炎症反应。

(2) 如伴有眼内出血，术后应卧床休息，头高位，服用止血药物。

(3) 注射破伤风抗毒素。

五、眼异物伤

(一) 眼睑异物(eyelid foreign body)

【病史】

上、下眼睑可见布满细小的火药渣、尘土及沙石，多见于爆炸伤。

【体征】

外伤造成眼睑皮下异物，可见皮肤伤口。

【辅助检查】

1. 可行眼部 CT 检查，明确异物诊断。

2. 对那些未做眼部 CT，或者眼部 CT 未提示异物的眼睑裂伤患者，仍应于手术中详细探查除外异物。

【治疗】

对于眼睑异物，尽量急诊取出；较大的异物可用镊子夹出，多发较小异物需耐心取出，不能完全取出的，需密切观察，注意有无感染情况。

（二）结膜异物（conjunctival foreign body）

【病史】

有眼部外伤史。

【症状】

随异物所在位置而异,位于睑板下沟者,瞬目动作可摩擦损伤角膜,异物刺激感症状明显。若异物位于穹隆部、半月皱襞或结膜下,可无症状。

【体征】

1. 眼睑肿胀,结膜充血等。

2. 结膜表层或结膜下可见结膜异物。注意充分反转眼睑,暴露结膜进行裂隙灯检查,详查穹隆部、半月皱襞、睑板下沟及结膜下。必要时可先点表面麻醉剂,减轻刺激症状,再行检查。

（1）结膜金属异物:如铁质异物,可产生结膜铁质沉着症,裂隙灯检查,见中央呈金色反光,四周有棕色颗粒;结膜上的铜异物常并发化脓性脓肿或坏死。

（2）结膜内植物性异物:可引起炎症反应,产生异物肉芽肿。

（3）不具备化学活动性的异物:如玻璃、塑料、煤屑及碎石等均不产生化学反应。

【治疗】

1. 贴附在结膜表面的单个或多个异物,可用生理盐水冲掉或用湿棉签蘸去。

2. 对无刺激的结膜下异物可观察或待异物有排出倾向时再取。

3. 有结膜铁锈沉着症可刮除之,若为多发异物引起的铁锈症,可用 0.5%EDTA 滴眼液滴眼。

4. 根据病情决定是否复查,如有残留的结膜异物,在1 周后复查。

（三）角膜异物（corneal foreign body）

【病史】

眼部外伤史。

【症状】

突然出现眼部刺激症状,如异物感、畏光流泪、结膜充血、眼睑痉挛，甚至视力障碍等。

【体征】

裂隙灯检查可见角膜异物，需明确异物位置深度，有无角膜穿通、前房、虹膜及晶状体情况，排除巩膜裂伤及眼内异物可能。

1. 铁质异物存留数天后可出现锈环或浸润环，若不除去，铁锈可波及角膜上皮、前弹力层及附近的基质，不仅产生角膜刺激症状，而且可以导致局部角膜混浊。

2. 铜质异物在角膜的反应取决于铜的含量，含铜少者，可产生直接性铜质沉着症，裂隙灯下见上皮层、前弹力层及基质浅层有金红色小粒堆聚，若铜质异物位于角膜深层，部分进入前房，可以出现间接性铜质沉着症，晶状体呈向日葵样白内障。

3. 植物性角膜异物可伴有前房积脓。

【辅助检查】

必要时行眼部 CT 检查，除外眼内异物。

【治疗】

1. 角膜异物应尽早取出。

(1) 角膜浅层异物：可用生理盐水冲洗，若不能去除，可行生理盐水棉签轻轻拭去；嵌入角膜的浅层异物，裂隙灯下取出，注意针尖应朝向角膜缘，以免患者不合作误伤角膜。

(2) 角膜深层异物：需显微镜下取异物。

(3) 爆炸伤引起的角膜多发性异物：可视异物的大小、位置深度分次取出，对于异物多而刺激重，严重影响视力，可考虑行板层角膜移植术。

(4) 化学性质较稳定的细小异物：其表层角膜组织已愈合时，可观察，不急于取出。

(5) 角膜锈环：需刮去。

2. 异物取出后要用抗生素滴眼液及营养角膜滴眼液治疗，必要时结膜下注射抗生素。如发生感染，应按角膜炎处理。

3. 若有铁锈残留，24 小时内复查。如有遗留异物，应复诊观察。

【角膜深层异物取出术】

1. 术前用 2% 毛果芸香碱滴眼液缩瞳。

2. 麻醉　眼表面或球后麻醉。

3. 开睑器开睑、磁性异物可用睑缘牵引线开睑。手术应在显微镜下进行。

4. 异物取出

(1) 出角膜表面的异物,用无齿显微镊即可夹出。

(2) 角膜深层磁性异物可寻异物入口,或略作扩大,扩大方向应朝角膜周边。使异物松动后,用磁铁将异物吸出。

(3) 角膜深层非磁性异物使用 6-0 以上无创伤线缝针在异物旁进针,插入板层角膜内异物后方(图 16-2-49),将异物向外顶托,自原入口处用无齿显微镊夹出或用针尖向前挑出异物。或作一尖向周边的三角形角膜瓣,深度达异物平面,掀起角膜瓣,夹出或用针尖挑出异物。

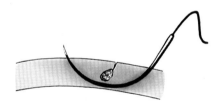

图 16-2-49　无创伤缝针插入板层角膜,将异物托起

(4) 一端伸入前房的异物,术前应尽力缩小瞳孔。磁性异物仍可从角膜外表面试行吸取。有的异物需使用虹膜恢复器从角膜缘另做的切口伸入,托住异物。术中前房宜用黏弹剂维持,术毕需将其冲洗净。若异物大部分已入前房,需按前房异物取出。

5. 角膜伤口的处理　异物取出后,用生理盐水冲洗异物床。为取异物所作的三角形角膜瓣,小者不必缝合。前房消失者酌情缝合。

6. 术毕涂 1% 阿托品眼膏、抗生素眼膏,敷眼垫遮盖及绷带包扎术眼。

（四）前房内异物（foreign body in anterior chamber）

【病史】

有明确外伤史。

【症状】

不同程度的视力下降。

【体征】

裂隙灯检查可见眼球穿通伤伤痕，前房变浅，伴有虹膜损伤的可见前房积血，可见前房内异物。部分异物位于房角，不易发现，可通过 CT、UBM 等明确。

【治疗】

1. 异物处理

（1）若角膜伤口较大，在处置伤口时，酌情考虑从原伤口取出异物。

（2）如前房内异物、嵌入晶状体的金属异物，必要时用磁石从原伤口吸出，但不要造成眼内容物脱出或强取。

（3）对于不需缝合的小伤口或从原伤口未能发现异物及对磁石无反应者，应在伤口愈合之后择期手术摘除。

（4）为了减少异物对组织的损伤，手术摘除异物应尽早。

2. 受伤后 24 小时内，较大儿童及成人需行破伤风抗毒素肌内注射。

3. 局部或全身抗感染治疗。

【前房异物取出术】

1. 术前用 2% 毛果芸香碱眼液缩瞳；生理盐水清洁眼睑皮肤，冲洗结膜囊。

2. 球后麻醉，开睑器开睑，磁性异物可用睑缘牵引线开睑。原角膜伤口若有渗漏，应先予以缝合。

3. 异物取出

（1）磁性异物：

1）虹膜表面异物：在异物近侧作角膜缘切口，切口应略大于异物长径。以手持恒磁铁，缓慢接近切口，使异物缓慢离开原位，准确移至切口。若异物与虹膜粘连，或前房不易维持，可在切口至异物周围注入少许黏弹剂，用弯针头将异物略作分离。

2）前房角异物：若于角膜缘前界附近作切口，内口方向应朝向前房周边房角；也可于角膜缘后界作切口，吸取异物方法同上。

（2）非磁性异物：

1）虹膜表面异物：因需要用显微镊将异物夹取出来，故角膜缘切口应稍大些，也可以先注入少许黏弹剂，用弯针头将异物略作分离并向切口方向移动，以利于显微镊将其夹出。

2）前房角异物：宜在偏离异物方向作切口，以免在夹取异物时，顶压异物，使之向后房陷没。应在异物所在区域注入少许黏弹剂，既维持前房，又对异物起一定固定作用，便于分离夹取异物。

4. 手术结束时，应尽量冲洗净黏弹剂，恢复圆形瞳孔。角膜缘切口小的，自闭不渗漏的可不予缝合，否则予以 10-0 尼龙线缝合。

5. 结膜下可注射抗生素，涂 1% 阿托品眼膏、抗生素眼膏，敷眼垫遮盖及绷带包扎术眼。

6. 术后常规处理

（1）全身应用抗生素，以预防感染。应用糖皮质激素和非甾体抗炎药，以抑制眼内炎性反应。

（2）术后每日换药至 1 周，前房有炎性反应时，可行结膜下注射抗生素及糖皮质激素。注意活动瞳孔，防止虹膜后粘连。

（3）患者日间可滴抗生素和糖皮质激素（或混合液）眼液 4~6 次，晚间涂 1% 阿托品眼膏、抗生素眼膏。阿托品一般应用到术后 2 周。以后可改为短效散瞳剂活动瞳孔。

（4）术后 1 个月以后视伤口愈合情况拆除缝线。

（五）晶状体异物（foreign body of lens）

【病史】

有明确外伤史。

【症状】

不同程度的视力下降。

【体征】

裂隙灯检查可见眼球穿通伤伤痕，可见角膜或角膜缘伤口,前房可变浅,前房内可见晶状体皮质,伴有虹膜损伤的可见前房积血,可见晶状体异物,穿通性白内障一般发展较快,晶状体前囊可见穿破口,或有皮质进入前房,或在破口处有虹膜后粘连;青壮年不明原因的单眼白内障,有时可为晶状体内异物或穿过晶状体的异物所致。

【辅助检查】

可行 CT、眼部超声检查等协助诊断。

【治疗】

1. 急诊行角膜裂伤缝合术,根据情况,行晶状体摘除术。

2. 如前房浅,晶状体皮质大量溢出,需急诊行晶状体异物取出及外伤性白内障手术。

3. 其他晶状体异物视情况行择期手术治疗。

【晶状体异物摘出术】

1. 开睑器开睑,并可做上直肌牵引线固定眼球。

2. 切口　对异物小、晶状体后囊完整者可采用透明角膜切口,部分患者需做以穹窿为基底的结膜瓣,采用传统的角膜缘切口或巩膜隧道切口,异物较大者巩膜隧道不宜过长以免造成异物取出困难。角膜缘或巩膜隧道切口板层切开巩膜后分离至透明角膜,切穿进入前房,前房内注入黏弹剂以维持前房深度,如有虹膜粘连者需同时分离。

3. 前囊切开　尽量采用连续环形撕囊方法以保留周边前囊,以利于人工晶状体植入。撕囊完成后不进行水分离,以免造成可能的后囊破口加大或异物移位。

4. 异物的取出　在切开角、巩膜或撕囊后,有的异物可随软化的皮质涌入前房,则于前房内注入黏弹剂后用镊子将异物夹出。如异物未涌出,则磁性异物可用眼内磁石直接吸取或用巩膜穿刺刀、磁棒等采用磁石接力法将异物取出,可将眼内磁石或巩膜穿刺刀放置于前房内撕囊区近异物处,再将眼内磁石头推出或将磁铁接触巩膜穿刺刀的眼球外端,多数异物可吸入前房,再自切口取出。对于异物小或磁性较弱未能吸出时,可将眼内磁石或巩膜穿刺刀插入晶状体内尽量接近异物,持续磁化吸引即可将异物吸出。晶状体内的非磁性异物,可先用眼内异物镊将异物夹出,再进一步行晶状体摘除。若晶状体混浊明显,不能直视异物者,需用较低的吸力逐渐吸出皮质,细小的异物可被注吸器吸出,对于较大的异物,待异物逐渐暴露时,再用异物镊夹出,注意术中应尽量防止异物坠入玻璃体内。

5. 晶状体的摘除　手术步骤同外伤性白内障。

6. 人工晶状体植入　视情况决定是否行一期人工晶状体植入术。

7. 闭合切口　切口能够自行闭合且前房形成良好者不需缝合,否则需用 10-0 尼龙线缝合切口。

8. 术后处理　包扎术眼,静卧休息,应用口服或静脉抗生素和糖皮质激素 3~5 天,局部应用抗生素、糖皮质激素眼药水,并应用散瞳剂点眼直至炎症反应消退。

（六）玻璃体异物（vitreous foreign body）

【病史】

有明确外伤史。

【症状】

不同程度的视力下降;眼前黑影。

【体征】

裂隙灯检查可见眼球穿通伤伤痕,角膜或巩膜伤口,伤口处可有眼内组织脱出。部分屈光间质清晰的患者,眼底检查可见玻璃体内异物。眼部其他组织损伤的临床表现,如外伤性白内障等;可发生眼内炎的表现。

【辅助检查】

CT 及眼部超声检查可明确诊断。

【治疗】

1. 对于赤道前的金属异物,急诊可从原伤口或睫状体平坦部开口用磁石取出,并行角膜或巩膜伤口缝合术。

2. 对于赤道后的金属异物以及非金属异物,急诊行伤口缝合术,择期行玻璃体手术取出异物。

3. 局部及全身应用抗生素。

4. 对于发生眼内炎的患者按照眼内炎的处理原则。

（七）视网膜异物（retina foreign body）

【病史】

有明确外伤史。

【症状】

不同程度的视力下降。

【体征】

裂隙灯检查可见眼球穿通伤伤痕,角膜或巩膜伤口,伤口处眼内组织脱出;可见玻璃体积血;部分屈光间质清晰的患者,眼底检查可见视网膜异物;可伴有眼内其他组织损伤的临床表现,如外伤性白内障等;可发生眼内炎的表现。

【辅助检查】

CT 及眼部超声检查可明确诊断。

【治疗】

急诊行角膜或巩膜伤口缝合术,择期行玻璃体视网膜手术取异物。

（八）眼眶异物（orbital foreign body）

【病史】

明确外伤史,可发生在数年以前,高速飞溅的异物贯穿眼睑或眼球进入眶内,大多数为金属异物,如铁屑、铜片、铅弹,其他如树枝、玻璃等。

【症状】

视力下降,疼痛,复视,或无症状。

【体征】

可见眼睑皮肤或眼球有穿孔伤痕;可触及眼眶肿块,眼球运动受限,眼球突出,眼睑或结膜撕裂、充血、水肿、眼睑瘀斑等;出现传入性瞳孔障碍症状者可能有视神经病变;常合并眼球穿孔伤;植物性异物可引起眶蜂窝织炎,脓肿破溃,形成瘘管。

【辅助检查】

1. CT 及眼部超声检查见异物位于眶内。

2. 引流液培养确定致病菌。

【治疗】

1. 异物在眶内多被机化物所包围,一般无不良后果,如不影响视功能、无感染等其他并发症,不需要取出。

2. 如影响视力,异物过大使眼球移位、眼球运动受限,有感染征象、瘘管形成等,需要手术治疗。

3. 由于眶内金属异物多被软组织包裹,加上眶深部有精细的神经、血管和肌肉等组织结构,因此对眶深部的此类异物可不必勉强摘出。

4. 植物性异物会引起慢性化脓性炎症,应尽早完全取出。

六、感染性眼内炎

感染性眼内炎(endophthalmitis)是因为病原微生物侵入眼内组织并在其内生长增生,引起炎性反应,同时需要针对病原微生物进行治疗的眼内感染。开放性眼外伤、内眼手术以及全身其他部位的感染性疾病均可引起眼内炎。眼内炎可分为外伤后眼内炎、手术后眼内炎以及内源性眼内炎。

【症状】

视力急剧下降、畏光、流泪、眼部疼痛、眼球压痛等。

【体征】

1. 眼睑红肿,结膜混合充血水肿,角膜浸润水肿,后弹力层皱褶,前房渗出或积脓,瞳孔对光反射消失,晶状体或人工晶状体表面出现渗出物,玻璃体呈黄白色混浊,眼底视网膜血管收缩,斑块状出血,白色或黄色的结节状浸润病灶,严重时视网膜一般无法看清,仅见红光反射或红光反射也完全消失。

2. 眼压早期正常或增高,晚期降低。

3. 偶有发热、恶心症状。

【辅助检查】

玻璃体和房水微生物学检查。标本首先进行涂片,检查细菌或真菌芽孢及菌丝,再进行病原学检查和药敏试验。

【治疗】

眼内炎的急诊处理:

【前房穿刺冲洗术】

1. 采用表面麻醉,如预期操作过程较复杂或时间较长宜采用球后浸润麻醉。

2. 开睑器开睑。

3. 以有齿镊在穿刺点对侧角膜缘固定。在角膜缘内的透明角膜,用 15° 角膜穿刺刀或尖刀作穿刺切口。

4. 穿刺时先做成板层切口,以 1ml 空针(25G 针头)自板层切口刺入前房,缓慢吸取。

5. 继续完成穿刺切口,外口的宽度 1mm,内口宽度 2mm。

6. 轻压后唇,将脓液或异常房水缓慢放出。以冲洗针头自切口注入,同时轻压后唇,让水流出,直至冲洗干净。切口不必缝合,以无菌棉签压住穿刺口减少渗漏或前房内注入生理盐水或消毒空气。

7. 前房内渗出膜较多时,可在上方角膜缘做 3.0mm 穿刺口,以注吸针吸取渗出膜,直至干净。切口不必缝合。

8. 术眼涂抗生素眼药膏,并继续局部和全身药物的使用。

9. 术中注意吸取过程中勿使前房消失。吸取时针头应位于虹膜表面,避免损伤晶状体。吸取物应包括脓液和异常房水,不应只取材脓液标本。经反复冲洗,前房脓液大多能冲洗干净。

【玻璃体内标本取出及注药术】

将抗生素直接注射到玻璃体腔内可促进药物的扩散,使其达到较高的浓度,控制炎症改善预后。当玻璃体出现混浊,怀疑为眼内炎症,无论外伤性、眼部手术后或内源性感染时,均可以进行玻璃体穿刺获取标本,检查同时进行注药术。

1. 常用的玻璃体内注射的药物

(1) β - 内酰胺酶类:

1) 头孢菌素类:

① 第一代头孢菌素:代表药物头孢唑林(1.0~2.5mg/0.1ml)。

② 第二代头孢菌素:对革兰阳性菌的抗菌效能与第一代相近,对革兰阴性菌的作用较为优异,对部分厌氧菌有效。代表药物头孢呋辛(1.0mg/0.1ml)。

③ 第三代头孢菌素:对革兰阳性菌活性不及第一、二代,对革兰阴性菌(包括厌氧菌)有较强的作用。代表药物头孢哌酮(2.0~10.0mg/0.1ml),头孢他啶(1.0~2.0mg/0.1ml)。

④ 第四代头孢菌:对革兰阳性球菌(包括金黄色葡萄球菌)作用较第三代强,抗菌谱更广。代表药物头孢吡肟(5.0~10.0mg/0.1ml)。

2) 青霉素类:代表药物青霉素 G(1 万~4 万 U/0.1ml)、氨苄西林(0.5mg/0.1ml)。

3) 碳青霉烯类:有超广谱、极强的抗菌活性,治疗严重细菌感染主要的抗菌药物之一。代表药物亚胺培南(1mg/0.1ml)。

(2) 喹诺酮类:对革兰阴性菌作用强,对革兰阳性球菌也有较强作用。由于作用机制及对软骨损害,妊娠、哺乳期妇女及儿童禁用。

1) 第三代喹诺酮:代表药物环丙沙星(0.1mg/0.1ml)、氧氟沙星(0.1~0.2mg/0.1ml)。

2) 第四代喹诺酮:对阴性菌阳性菌、厌氧菌作用强于第三代,抗菌谱包括支原体、衣原体。代表药物莫西沙星(0.5mg/0.1ml)。

3) 大环内酯类:作用于需氧的革兰阳性菌、阴性球菌及某些厌氧菌。代表药物红霉素(0.1~0.5mg/0.1ml)、克拉霉素(0.1~2mg/0.1ml)。

4) 林可胺类:作用与大环内酯类相似。代表药物林可霉素(0.5~1.5mg/0.1ml)、克林霉素(0.2~0.5mg/0.1ml)。

(3) 多肽类:抑制细胞壁合成,对革兰阳性球菌有高效作用,与其他抗生素无交叉耐药。代表药物万古霉素(1mg/0.1ml)、去甲万古霉素(0.8mg/0.1ml)。

(4) 抗真菌类:代表药物咪康唑(10~50μg/0.1ml)、两性霉素 B(5~10μg/0.1ml)、那他霉素(25μg/0.1ml)。

2. 临床常用的玻璃体注药的方案

(1) 怀疑为细菌性眼内炎时选用:头孢呋辛 1.0mg 或头孢他啶 1.0~2.0mg。如头孢菌素过敏,可使用克林霉素或大环内酯类抗生素。

(2) 怀疑为耐药革兰阳性菌所致的严重感染时选用:万古霉素 1.0mg。

(3) 怀疑为真菌性眼内炎时选用:两性霉素 B 5μg 或那他霉素 25μg。

3. 玻璃体内注射药物的配制　需要注意从原液中准确吸取药物量;药物稀释后的浓度要均匀;最终保留剂量要准确。

(1) 配制头孢他啶 2mg/0.1ml。头孢他啶的剂量为 1g/ 支。

方法:1g 头孢他啶加 2ml 0.9% 氯化钠注射液,以 1ml 注射器吸取该液 0.1ml,再吸取 0.9% 氯化钠注射液稀释至 1ml(此时含头孢他啶 50mg)。充分混匀后,弃去 0.8ml,注射器内保留 0.2ml(此时含头孢他啶 10mg)。再吸取氯化钠注射液用水稀释至 0.5ml,充分混匀后弃去 0.4ml,注射器内保留 0.1ml(此时含头孢他啶 2mg)。

(2) 配制万古霉素 1mg/0.1ml。万古霉素剂量为 500mg/ 支。

方法:500mg 万古霉素加 5ml 注射用水,以 1ml 注射器吸取该液 0.1ml(此时含万古霉素 10mg),再吸取注射用水稀释至 1ml,充分混匀后,弃去 0.9ml,注射器内保留 0.1ml(此时含万古霉素 1mg)。

(3) 配制地塞米松 400μg/0.08ml,地塞米松剂量为 5mg/ 支。直接吸取即可。

4. 操作方法

(1) 采用表面麻醉或局部浸润麻醉。

(2) 开睑器开睑。

(3) 在颞上或颞下角膜缘后 2~5mm 做一放射状结膜剪开,平行于角膜缘钝性分离,暴露穿刺点巩膜。

(4) 有齿镊固定穿刺点对侧角膜缘,用 2ml 注射器 (21G 针头) 经睫状体平坦部做玻璃体穿刺。穿刺点位于角膜缘后 3.5~4mm,针头先在巩膜内平行于角膜缘方向潜行 0.5~1mm,随后垂直刺向玻璃体中央,进针深度 10mm。

(5) 针头斜面向前吸出玻璃体 0.1~0.2ml。取出标本后可立即涂片或保存在注射器内,针头以橡胶塞封闭后送检;若行厌氧菌培养,需实验室工作人员携带容器进入手术室直接取走标本。

(6) 将配制好的药物更换 25G 针头,自角膜缘后 3.5~4mm 刺向玻璃体球心,针头斜面勿朝向视网膜,缓慢推入药物,退出穿刺针,以无菌棉签压住穿刺口。结膜切口不必缝合。

(7) 术眼结膜下注射抗生素并涂抗生素眼膏,继续使用眼部和全身的药物。注意眼压、玻璃体积血、晶状体和视网膜的情况。若眼内炎控制不理想,必要时可再次注药或尽快行玻璃体切除术。

【眼内容摘除术】

1. 各种原因引起的全眼球炎。眼内炎药物不能控制,呈逐渐加重趋势,患者疼痛难忍,视功能丧失,角膜水肿混浊,甚至脓肿穿孔,眼超声波检查显示玻璃体重度混浊、视网膜脱离,或患者全身情况不能耐受玻璃体手术。严重的眼前段破裂伤,特别是角膜横贯裂伤;眼内容大量脱失,特别是视网膜脱出,视功能丧失,重建眼球结构无望;内眼手术引起的暴发性出血,伴有玻璃体和脉络膜脱出;可考虑行眼内容摘除术。

2. 术前应详细询问病史,全面检查,除外眼内肿瘤等可能。全眼球炎术前已用抗生素充分治疗。全眼球炎患者疼痛剧烈,术前可给予镇静止痛药物。

3. 手术步骤

(1) 麻醉:多采用球后麻醉。若眶压很高,患者不能耐受局部麻醉的,宜采用全身麻醉。

(2) 切除角膜:以尖刀行角膜缘穿刺,穿刺部位以不打开筋膜囊为宜。然后以角膜剪沿角膜缘将整个角膜完整剪除。

(3) 分离葡萄膜:使用虹膜恢复器,自虹膜根部紧贴巩膜,向后分离睫状体和巩膜,并向两侧延伸,直到全周睫状体及部分脉络膜与巩膜分离。

(4) 摘除眼内容:换用刮匙,紧贴巩膜剥离眼球后部的脉络膜,直至将整个眼内容摘除。

(5) 清洁巩膜腔:继续用刮匙清除残留的葡萄膜组织,特别注意涡静脉和视盘附近。可用器械头端,如血管钳,缠裹纱布,伸入巩膜腔,紧贴巩膜反复擦拭,翻转巩膜内面,直至葡萄膜组织清除干净。然后用 5% 碘酊涂抹巩膜腔内面,烧灼残留的色素细胞,再用大量的生理盐水反复冲洗巩膜腔。

(6) 巩膜腔内需填充引流条,角膜缘切口缝合 2 针或不予缝合。引流条可用无菌手套制作,一般需 1cm×15cm 左右。也可用油纱引流条。引流条外露 1~2cm。

(7) 清洁结膜囊和眼睑皮肤,涂眼膏,敷眼垫,单眼绷带包扎。

4. 术后隔日换药,引流条每次换药剪除少许,2~3 次除净,每次换药清洁结膜囊,涂抗生素眼膏,敷眼垫。1 周后可打开自行点滴眼液。若分泌物较多,应抽出引流条,用生理盐水或抗生素冲洗清洁结膜囊和巩膜腔,更换引流条,并每日换药,全身服用抗生素 3~5 日。

第三节　物理性眼外伤

一、热烧伤

眼热烧伤(thermal burn)是眼外伤中较严重的一种创伤。包含火焰烧伤和接触性烧伤。各种高温液体、固体、气体所引起的眼部损伤称为热烧伤。以热铁、熔化的铁水最多。沸水、沸油、高压锅蒸汽所引起的眼热烧伤也较常见。眼部烧伤往往伴全身烧伤。热烧伤的轻重,决定于热物体的大小、温度及接触的时间等因素。热物体的体积小,所带的热量亦少,与组织接触后迅速冷却,烧伤的面积小而浅;反之体积大的热物体,所带的热量多,冷却慢,所造成的组织损伤也越重。高温的液体或固体,其温度超过 1 000℃ 可致严重烧伤。严重的眼热烧伤,可导致血管性角膜白斑、眼睑畸形,甚至眼球及眼睑萎缩。

【病史】

有眼部高温物质烧伤史。

【症状】

眼部疼痛,不同程度的视力下降。

【体征】

1. 轻度烧伤可见眼睑皮肤红斑,水疱,球结膜充血、水肿,角膜透明或浅层混浊,虹膜纹理不清。

2. 重度烧伤可致眼睑皮肤全层坏死,皮肤烧焦或形成灰黑痂皮,结膜、巩膜及角膜苍白、坏死,角膜呈灰白色混浊,甚至角膜、巩膜穿孔,眼内容脱出,眼内炎,甚至眼球萎缩。晚期可发生睑球粘连、睑外翻、睑内翻倒睫、眼睑闭锁或闭合不全。

3. 可同时有全身皮肤烧伤。

【治疗】

1. 清除结膜和角膜表面的热物质、异物及坏死组织,必要时可行自体结膜移植术或角膜板层移植术。

2. 轻度烧伤者,局部滴用抗生素滴眼液及涂眼膏、散瞳及包扎伤眼。可以每天重新包扎患眼,直至角膜缺损愈合,注意角膜有无溃疡和感染。

3. 早期应用大量维生素 C 静脉滴注(同碱烧伤),以促进角膜损伤的修复。

4. 有溃疡者的处理同碱烧伤溃疡的处理。

5. 预防和治疗睑球粘连。

6. 酌情局部应用糖皮质激素。

7. 随访　对轻度烧伤患者注意观察角膜情况,有无溃疡感染,必要时包扎,直至缺损愈合。对重度烧伤患者,不论住院与否均需要密切观察。因局部使用的糖皮质激素可促进角膜溶解,应在 7 日后停用。长期应用人工泪液或润滑软膏,1~4 次/d。严重的眼干燥症需要睑缘缝合术,结膜移植或羊膜移植。单侧损伤几周或几个月内不能愈合时,可行结膜移植应注意随访,晚期根据睑球粘连等并发症情况进行相应手术治疗。

二、辐射性眼外伤

电磁波包括范围很广,可对眼产生辐射性损伤,即辐射性眼外伤(radiation injury of eye)。电磁波波长愈短,能量愈大,其传播可分为电离辐射与非电离辐射。

(一)非电离辐射性损伤(non ionizing radiation damage)

近紫外线(即波长在 100nm 以上的紫外线)、可见光、红外线、微波等波长较长,能量亦逐渐降低,在生物组织内产生光生化效应或热效应,为非电离辐射。在日常工作及生活中，多见的是各种非电离辐射伤。

1. 可见光损伤　日光性视网膜病变(solar retinopathy)：眼睛长时间注视强烈的光线，如直接注视太阳或眼科检查及手术中强烈的光源，大量可见光经晶状体到达黄斑聚焦，引进黄斑的烧灼伤。因多见于观察日食时，也称为日食性视网膜炎。

【病史】

有观察日食或眼科检查手术史。

【症状】

畏光，视力有不同程度的影响，视物变形，眼前出现黑点，头痛。

【体征】

黄斑水肿、出血、色素紊乱，严重者可形成黄斑穿孔。

【辅助检查】

视野检查可见中心暗点。FFA可有荧光素渗漏。OCT检查示黄斑区光感受器细胞层损伤。

【治疗】

(1) 观察日食，应间歇观察或通过有色滤光片短暂观察，并加强防护知识宣教工作，禁止直视太阳、电弧光、较强的照明光源或冰与水面的镜面反光。

(2) 如发现视网膜灼伤，早期可服用泼尼松、维生素 B_1、腺苷钴胺(辅酶维生素 B_{12})以及血管扩张剂，以改善视网膜营养。当有黄斑穿孔时，酌情采用手术治疗。

2. 紫外线损伤　电光性眼炎(electric ophthalmia)：是眼科最常见的一种辐射伤，是暴露于短波紫外线的结果，电焊、高原及水面反光可造成，多见于金属焊接工人或水银灯下电影工作者等。

【病史】

有紫外线照射史。可以是直接照射所致，但更多的是从旁边散射而来，每次剂量虽小，由于紫外线照射有累积作用，当暴露时间在一天之内累积到15分钟以上时，经6~10小时，即可出现症状，发病时间往往是黄昏或深夜。

【症状】

接触紫外线照射6~10小时后，双眼同时出现异物刺痛感并逐渐加重,产生剧痛、畏光、流泪、眼睑痉挛。

【体征】

(1) 眼部检查可有眼睑或面部潮红、结膜充血,尤以睑裂部显著。

(2) 角膜可有弥散性上皮点状剥脱,荧光素着染,以睑裂部角膜更显著。重者可见角膜上皮大片剥脱,瞳孔呈痉挛性缩小。

【辅助检查】

裂隙灯荧光素染色检查有助于诊断。对疼痛症状较重无法配合检查的患者,可先垫一滴表面麻醉剂再行检查。

【治疗】

(1) 轻症患者无需特别处理,可局部滴用抗生素滴眼液及涂眼膏,双眼遮盖,休息 1~2 日即可恢复正常。

(2) 对症状较重,疼痛较甚的患者,除用抗生素局部滴眼外,剧痛时可用少量 1% 丁卡因(潘妥卡因)眼膏暂时缓解症状。因该药有抑制角膜上皮生长的作用,故只作为临时使用,不能作为长期治疗手段。

(二) 电离辐射性损伤(ionizing radiation damage)

X 射线、γ 射线以及中子线等照射可引起眼部辐射性损伤,以中子线危害最大,它们造成的损伤均为离子性损害。射线作用于人体组织后,使体内元素的原子失去电子,呈离子化状态,在组织中产生离子化自由基,导致组织损伤。射线也可直接作用于细胞中的 DNA 分子链,导致链的断裂而影响细胞的生长。电离辐射性损伤可见于放射事故、肿瘤放射治疗及核爆炸等。

【病史】

有放射线接触史。

【症状】

不同程度的眼部刺激症状及视力减退。

【体征】

1. 晶状体后极部后囊下细点状、颗粒状混浊,可发展为后囊下皮质呈蜂窝样混浊,伴有空泡,最后可发展为全白内障。

2. 其他眼部表现为眼睑皮肤出现红斑、泪液减少、结膜干燥、不同程度的角膜炎、急性虹膜睫状体炎等。

3. 暴露于离子辐射会损伤视网膜血管，如对眼内肿瘤行放射治疗。引起进行性的微血管病变类似于糖尿病视网膜病变。无症状，或视力下降。检查见神经纤维层梗死、视网膜出血、微动脉瘤、血管白鞘、毛细血管扩张和渗出，有无灌注区及新生血管形成。视力预后与黄斑病变有关。急性视神经病变也可引起视力丧失。

4. 其他体征 可有全身电离辐射的表现，如造血系统的损害。

【治疗】

1. 放射治疗或从事放射职业的工作人员，应根据不同的辐射源性质和能量，分别选用不同厚度的铅屏蔽和防护眼镜。

2. 白内障混浊明显时，可行白内障摘除及人工晶状体植入术。

3. 放射性视网膜病变可用局部或广泛激光光凝治疗。

三、应激性眼损伤

应激性眼损伤（stress eye injury）为外界环境中物理性因素改变所引起的眼部损伤，可由异常的气压变化、加速度及噪声等原因引起。常见于登山及高空飞行员。

【诊断】

1. 气压突然减低 可出现减压性损害，主要表现为视力下降，视野缩小，结膜或视网膜出血。

2. 加速度 也可引起不同程度的视力障碍，如视物模糊或中央视力丧失。

3. 噪声 可使光敏感度下降，视野缩小，变色力减低。

【治疗】

注意防护，必要时对症治疗。

第四节 化学性眼外伤

化学烧伤是指酸、碱或其他有强刺激性的化学物质溅入眼部而引起的损伤,其损伤程度和预后取决于化学物质的性质、浓度、渗透力、作用方式、与眼部接触的时间、面积,以及温度、压力等。一旦发生眼部化学伤应立刻进行治疗,紧急治疗完成后再进行详细的眼部检查。

一、眼部酸性烧伤

眼部酸性烧伤(ocular acid burn)分有机酸和无机酸烧伤。临床常见为无机酸即硫酸、盐酸、硝酸、冰醋酸等烧伤。酸性溶液基本上属于水溶性,易被角膜上皮屏障所抑制,酸与眼表组织接触后,即刻引起组织蛋白变性、凝固坏死,可以阻止酸性物质继续向深层组织渗透,故对角膜的损伤程度往往较碱性物质为轻。

【病史】

详细询问酸烧伤的时间,酸性物质的种类,冲洗的时间,以及其他治疗措施。

【症状】

根据酸性物质的种类和浓度,可引起眼部不同程度的刺激症状,如刺痛、畏光、流泪和眼睑痉挛,视力不同程度下降。

【体征】

1. 低浓度酸烧伤 球结膜充血,结膜及角膜上皮缺损。角膜上皮缺损包括浅层点状角膜炎,局限性上皮缺损,上皮剥脱等。角膜缘无明显缺血。

2. 高浓度酸烧伤 可立即发生烧伤。浓度愈高或接触时间愈久,损伤也愈严重。接触部位的表面,被覆白色略带黄色或污秽灰色的薄膜(坏死性薄膜)。轻度的表面烧伤,经几天之后,薄膜可脱落,代之以新生上皮。较重的烧伤,可有明显的球结膜水肿和深部组织坏死。

3. 酸烧伤的一般特点

(1) 酸向眼内渗透慢,病变边缘较为清晰。

（2）酸烧伤一般为非进行性，故在烧伤后数小时内，即可判断其预后。

（3）角膜上皮很少呈片状脱落。

（4）纤维蛋白性虹膜炎较少见。

（5）对血管的侵犯如结膜高度水肿、贫血等不如碱烧伤显著。

（6）晚期并发症较碱烧伤少见。

4. 其他体征 球结膜局限性充血、水肿、出血，眼睑轻度肿胀，轻度前房反应，眼周围皮肤烧伤等。极重度酸烧伤可以出现眼睑皮肤组织溃疡，角膜全层混浊，穿孔，甚至眼球萎缩。

二、眼部碱性烧伤

眼部碱性烧伤（ocular basic burn）常见的致伤物质有氢氧化钾、氢氧化钠、石灰和氨水等。碱性物质接触眼组织，与细胞膜的脂质发生皂化反应，生成既有水溶性又有脂溶性的物质，从而破坏了角膜上皮屏障，迅速地穿透角膜面到达眼内组织。故在碱烧伤时，眼部组织的破坏是持续性的，可因角膜穿孔或其他并发症而失明。

【症状】

由于碱性物质对眼的刺激，患者可表现畏光、流泪、眼睑痉挛。视力下降或骤降。

【体征】

碱烧伤的创面，边界不清楚，可在 1~2 日内创面继续扩大，组织水肿及炎性刺激征亦加重，故在伤后 1~2 日，难以判断预后。有的碱性物质，如生石灰（氧化钙）与组织接触后，可吸收组织中的水分，变成熟石灰（氢氧化钙），造成强碱烧伤；同时在反应过程中，由于释放热量，又造成组织热烧伤；对角膜的胶原、黏液质、蛋白质、间质细胞以及内皮细胞，均产生严重影响。

1. 睑球粘连 高浓度碱性物质与结膜、角膜等组织接触后，可立即形成广而深的组织坏死，修复后形成深层瘢痕收缩，从而发生睑球粘连、上下睑缘粘连，甚至眼睑闭锁。

2. 结膜损伤　球结膜充血、水肿，甚至坏死。角膜周围血管网被破坏。

3. 角膜损伤　角膜上皮剥脱、混浊，甚至可呈瓷白色，由于角膜周围血管网的破坏和阻塞，严重影响角膜的营养，可反复发生无菌性角膜溃疡，重者 2~3 周发生角膜穿孔。

4. 前房水混浊　由于碱性物质的刺激及渗透使房水混浊，pH 值升高。若用荧光素着染角膜，有时可见房水绿染，说明碱性物质已进前房。

【并发症】

常在碱烧伤的晚期发生顽固的虹膜睫状体炎及由此而发生的一系列并发症，如继发性青光眼，并发性白内障、眼球萎缩等。眼睑皮肤肌肉溃疡，以及假性翼状胬肉，角膜葡萄肿等。

【化学性眼外伤治疗】

1. 紧急治疗　充分冲洗是化学性眼外伤紧急治疗最初也是最关键的一步。一旦发生眼化学伤，应争分夺秒急救，现场冲洗急救。医生应首选生理盐水或乳酸林格液(复方氯化钠注射液)反复充分冲洗患眼。冲洗时可点少许表面麻醉剂。特别要注意充分暴露和冲洗穹窿部。一定要注意上下穹窿部分结膜有无固体化学物质残留，可用湿棉签擦拭，并除去坏死组织。

2. 急救及早期治疗

(1) 黏膜分离：可用带有油膏的玻璃棒分离上、下睑穹窿部以防止形成睑球粘连。

(2) 结膜切开术：如烧伤后球结膜高度水肿或球结膜呈苍白贫血状，应作数个垂直于角膜缘的放射状结膜切开，用生理盐水在结膜下冲洗，这样的切口有利于保护角膜周围血管网，改善角膜的血供。

(3) 前房穿刺术：见下详述。

(4) 结膜下注射妥拉唑林 12.5~25mg 以扩张结膜血管，增进角膜营养，注射维生素 C 0.5ml(100mg)。自家血 1ml 结膜下注射，每周 2 次，可以促进组织再生，改善角膜营养。

(5) 睫状肌麻痹剂散瞳，但应避免使用收缩血管的去氧肾上腺素。

（6）注意观察眼压，眼压升高时应用降眼压药物。

（7）早期使用大量维生素C静脉注射：烧伤早期，消化道外或局部大量应用维生素C，对烧伤后角膜基质层的重建或修复具有极为重要的作用。临床的用量为1.5~2.0g，加入50%葡萄糖溶液40ml中，静脉注射，1次/d。可持续使用2周或至角膜上皮复生为止。

（8）胶原酶抑制剂：烧伤后1周内不会产生胶原酶，碱烧伤的早期（24小时内）主要为碱性物质对眼组织的直接腐蚀作用。伤后3日至1周左右是溃疡加深扩大与组织再生交替的病理生理过程，此时是角膜组织释放胶原酶的高峰（一般在1周左右），在此时应用胶原酶抑制剂能起到防止溃疡形成和角膜穿孔的功效，如0.5%EDTA和2.5%乙酰半胱氨酸滴眼液。

（9）糖皮质激素：糖皮质激素滴眼，可使角膜表层细胞坏死和脱落，出现溶解，并能激活胶原酶。因此在上皮未形成的情况下应禁用。上皮形成后可密切观察慎用，可减轻眼内外炎症反应，抑制新生血管生长及防止睑球粘连。应用7~10天后应减量或停用。

（10）局部应用抗生素。

（11）频点无防腐剂的人工泪液或凝胶。

（12）必要时配戴软性角膜接触镜。

3. 晚期治疗

（1）睑球粘连分离及成形术：晚期治疗睑球粘连，必须等碱烧伤反应完全静止后（即伤后至少半年到1年）方可考虑手术。

（2）眼干燥症的治疗。

（3）角膜移植：由于角膜新生血管多、瘢痕面积大及眼内并发症等，使手术成功率较低，失败的主要原因是免疫排斥反应及重新使植片血管化。

4. 随访　伤后早期应每日检查患眼，密切监测眼压及角膜修复情况，决定进一步处理。

【化学烧伤前房穿刺冲洗术】

1. 适应证　多用于碱烧伤，宜在受伤后2小时内进行。碱性物质接触时间愈久,房水 pH 值升高的持续时间亦愈长。房水绿染是行急诊前房穿刺术的指征。前房穿刺不仅排除有害物质,新生房水亦有消炎和营养作用,有助于受伤组织的修复。

2. 术前准备　已经过紧急处理,即尽快、充分而彻底地冲洗结膜囊后进行。

3. 手术步骤

(1) 球后或表面麻醉,开睑器开睑。

(2) 于颞下或鼻下方角膜缘内,用尖刀斜行穿刺,内口 1mm,缓慢放出房水,可见前房变浅,等待其加深,再放出少量房水。如此可反复数次。也可用 pH 试纸测定房水 pH 值,直至达到 7.0 为止。

(3) 同时可行球结膜切开术(Passow 术)。在水肿区域的球结膜,自角膜缘做放射状切开,5mm 长。

(4) 术毕涂 1% 阿托品眼膏、抗生素眼膏,敷眼垫遮盖术眼。

4. 术中注意要点　手术宜早进行;手术切口宜小;手术结束时,勿使眼压升高,以利于新鲜房水生成。

5. 术后处理　次日可从原穿刺口放液,再置换房水,根据临床情况连续重复放液数次。急诊处理后,进入酸碱灼伤的一般治疗,即散瞳、抗炎、预防感染和促进灼伤组织的修复,防止及尽量减轻并发症发生。